W0257334

DIE MALARIATHERAPIE DER SYPHILIS

VON

Dr. JOSEF MATUSCHKA UND **Dr. RUDOLF ROSNER**

MIT EINEM VORWORT VON
PROFESSOR Dr. ERNEST FINGER

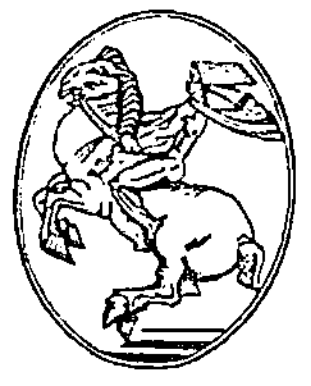

WIEN
VERLAG VON JULIUS SPRINGER
1927

ISBN-13: 978-3-7091-9629-8   e-ISBN-13: 978-3-7091-9876-6
DOI: 10.1007/978-3-7091-9876-6

Vorwort

Eines der Lieblingsprobleme Kyrles in den letzten Jahren seiner Tätigkeit an der Klinik war das Problem der Syphilistherapie. Wie alle jüngeren Kollegen erlag Kyrle auch der Suggestion von der echten antisyphilitischen Wirkung der Salvarsane, das heißt der Ansicht, daß überall dort, wo Salvarsan und Spirochäte zusammentreffen, eine direkte unmittelbare Abtötung dieser durch das Salvarsan erfolgt, und ich — ein abgesagter Feind des jurare in verba magistri — ließ seinen Untersuchungen natürlich freien Lauf. Eine lange Periode exzessiver, bis auf das Maximum gesteigerter Salvarsankuren brachte Kyrle zur Überzeugung, daß die Verhältnisse denn doch anders liegen, und daß nur eine besondere biologische Einstellung des Organismus, dessen Organen, ja von Zellgruppen, es dem Salvarsan ermögliche, seine Wirkung zu äußern, bei dem Versagen dieser biologischen Einstellung aber das Salvarsan, wie alle sogenannten Antiluetika, ohnmächtig sei. Nun bezeichnen wir als Fieber jenen gewiß sehr komplizierten Vorgang, der uns sagt, daß der Organismus sich biologisch in den Kampf gegen schädliche Eindringlinge eingestellt hat. v. Wagner-Jauregg hatte den günstigen Einfluß einer durch Antiluetika kombinierten Fiebertherapie gegen luetische Erkrankungen, Paralyse, Tabes, gezeigt, und gerade diese Erfolge mußten Kyrle zur Untersuchung auffordern, ob nicht durch eine analoge frühzeitig eingeleitete Behandlung gegen diese Erkrankungen prophylaktisch vorgegangen werden könne. Die Herren Matuschka und Rosner, Kyrles treue Mitarbeiter, haben die nach Kyrles Hinscheiden fortgesetzten Untersuchungen zusammengestellt und übergeben sie hiemit der Öffentlichkeit. Die Ergebnisse derselben sind vielversprechend. Sie zeigen, daß in der Frühperiode der Syphilis nichts das Serum und den Liquor so günstig zu beeinflussen vermag als eine kombinierte Salvarsan-Malaria-Kur, daß eine einzige solche Kur meist ausreicht, daß deren Erfolge um so größer sind, je frühzeitiger die Behandlung einsetzt. Die wichtige Frage, ob die Erfolge dauernd sind, definitiv zu beantworten, ist die Zeit zu kurz. Den optimistischen Erwartungen Kyrles hielt ich immer meine Überzeugung entgegen, „daß es 100% Erfolge, biologisch gedacht, nicht geben könne". Doch ist die Zahl von Rezidiven, gemessen an allen anderen Methoden, eine verschwindende, diese Behandlung also der weitesten Beachtung und Prüfung wert.

Wien, im Juli 1927

Finger

Inhaltsverzeichnis

Die Fiebertherapie der Lues

Seit jeher vertrat Finger den Standpunkt, daß zur Ausheilung einer Syphilis die Mitwirkung des Organismus unbedingt nötig sei. An dieser seiner Anschauung änderte auch die Einführung des Salvarsans durch Ehrlich in die Therapie der Lues nichts. Auch das Neosalvarsan, wie immer man das Behandlungsschema wählen möge, wird nicht immer zum Erfolge führen und dann versagen, wenn der Organismus an der Abwehr nicht mitarbeitet. In einer Arbeit aus dem Jahre 1913 analysiert Finger die Wirkungsweise der spezifischen Mittel, des Quecksilbers und Salvarsans, und findet danach, wie die folgenden Ausführungen zeigen, seine Ansicht bestätigt.

Es ist unwahrscheinlich, führt Finger aus, daß das Quecksilber und Salvarsan direkt parasitizid wirkende Mittel sind. Eine Reihe von Beobachtungen läßt daran zweifeln. So z. B. kann das Quecksilber und Salvarsan in ganz geringen Mengen genügen, um die Krankheitserscheinungen zum Schwinden zu bringen. Es gibt Fälle, wo eine einzige Injektion dazu ausreicht. Die Präparate sind demnach in einer so minimalen Verdünnung, auf das Blut und die übrige Säftemasse des Körpers berechnet — für Hg wurde sie auf ungefähr 1 : 1,000 000 geschätzt — wirksam, daß dadurch allein schon eine direkt parasitizide Wirkung unwahrscheinlich ist. Noch unwahrscheinlicher wird die Annahme, daß die Präparate ohne Hinzutun von seiten des Organismus wirksam sind, dadurch, daß das Salvarsan, wenn man es den im Dunkelfeld eingestellten Spirochäten zusetzt, wo die Konzentration also eine bei weitem höhere ist, keine sichtbare Wirkung ausübt. Weder die Beweglichkeit und Form noch die Lebensfähigkeit der Spirochäten werden irgendwie sichtlich geändert. Ferner zeigt die klinische Beobachtung, daß die Wirkung der besprochenen Antiluetika auf die syphilitischen Effloreszenzen und Infiltrate dem Gehalte an Spirochäten darin nicht proportional ist. Wären das Quecksilber und Salvarsan direkt spirochätentötende Mittel, so müßte man erwarten, daß zuerst die Spirochäten vernichtet werden und dann erst das Infiltrat schwindet. Die Klinik bestätigt diese Erwartung nicht. Es schwinden wohl die Infiltrate, nicht immer aber auch die Spirochäten, die erhalten und lebensfähig bleiben können, wie man aus den später wieder auftretenden Rezidiven sehen kann. Außerdem zeigt es sich, daß der symptomatische Effekt einerseits, die restlose Heilung der Lues anderseits von der Dosis des Antiluetikums unabhängig sein können. Es gibt Fälle, wo eine ganz geringe Behandlung nicht nur genügt, um die Erscheinungen zum Schwinden zu bringen, sondern, wie die weitere Beobachtung dieser Patienten ergibt, zu einer vollkommenen Heilung führt. Ihnen stehen wieder solche Fälle gegenüber, wo selbst die intensivste Behandlung, die praktisch größtmögliche Dosierung, nicht imstande ist, die Lues zu heilen. Es gibt demnach zwei Gruppen von Kranken, solche, die durch Behandlung mit diesen Mitteln geheilt werden können — ihre Zahl kann durch eine Steigerung der Behandlung bis zu einer gewissen Grenze vermehrt werden — und solche, wo selbst die intensivste Behandlung nicht imstande ist, eine Heilung zu erzwingen, also unheilbare Kranke. Schließlich zeigt sich auch eine differente Wirkung der Präparate, je nachdem, ob es sich um eine floride oder aber latente Lues handelt. Bei florider Lues sind die Erfolge besser und leichter zu erreichen — die Erscheinungen, schwinden und die S.Wa.R. wird negativ — als im Stadium der Latenz, wo die S.Wa.R. schwerer zu beeinflussen ist.

Daraus folgt, daß dieselben Heilmittel bei derselben Krankheit bei verschiedenen Organismen, ja selbst bei demselben Organismus, zu verschiedenen Zeiten verschiedene Wirkung äußern.

Nachdem sich diese Differenzen auch bei gleicher Behandlungsmethode ergeben, so kann nicht das Präparat, sondern entweder das Virus oder der von ihm befallene Organismus die Schuld daran tragen.

Was das Virus betrifft, so ist über Virulenzschwankungen desselben nichts bekannt. Die Untersuchungen von Finger und Landsteiner, Neisser haben ergeben, daß die Virulenz der Spirochäte eine konstante ist und Schwankungen im Verlauf der Erkrankung nur von dem Boden abhängen, auf den das Virus gelangt.

Nachdem also die verschiedenen Erfolge der gleichen Behandlung mit demselben Mittel weder durch das Präparat noch durch Verschiedenheiten des Virus entstanden sein können, so bleibt zur Erklärung nur noch ein verschiedenes Verhalten der Organismen, ja selbst desselben Organismus, zu verschiedenen Zeiten übrig. Zu diesem Schlusse kommt man nicht nur auf dem Wege per exclusionem, sondern er wird auch durch positive Beobachtungen gestützt.

Wie gegen jede andere Infektionskrankheit, mobilisiert der Organismus auch gegen die Lues seine Abwehrkräfte. Diese können so stark sein, daß der Organismus der Infektion Herr wird, so daß es zu einer Selbstheilung kommt. Durch zahlreiche Arbeiten ist festgestellt, daß das Quecksilber und Salvarsan die Abwehrreaktion des Körpers anregen und verstärken. Unter ihrer Einwirkung kommt es zur Leukozytose, zur Vermehrung der Bakteriolysine, Hämolysine und Agglutinine, mit einem Wort, es werden die Abwehrreaktionen, die zur Bekämpfung und Vernichtung der eingedrungenen Spirochäten nötig sind, ausgelöst und gesteigert.

Zu den Abwehrreaktionen gehört auch die Bildung der syphilitischen Infiltrate. Wenn Quecksilber und Salvarsan die übrige Abwehr im Organismus anregen, so ist es naheliegend anzunehmen, daß sie dies auch in den Infiltraten tun, so daß die Abwehr in loco konzentriert wird und dadurch eine besondere Wirksamkeit erhält. Außerdem besteht noch eine andere Möglichkeit, die die größere Wirksamkeit der Präparate bei florider Lues erklären könnte. Das Quecksilber und Salvarsan dürfte durch einen aktiven Lebensvorgang im Infiltrat elektiv gespeichert werden, die Zellen daselbst zu raschem Zerfall bringen und mit deren Eiweiß Toxalbumine bilden, die dann parasitizid wirken.

Die Wirkung der Antiluetika, Quecksilber und Salvarsan, besteht demnach darin, daß sie den Organismus zur Produktion von Antikörpern anregen und in Fällen von florider Lues über das Infiltrat noch eine besondere Wirksamkeit entfalten. Bei Fällen von latenter Lues fällt die zweite Komponente weg, was sich klinisch in der schwereren Beeinflußbarkeit der Krankheit äußert.

Da die Wirkung der Antiluetika mithin keine direkte ist, sondern vom Organismus abhängt, ist der Effekt der Behandlung nicht nur von der Therapie, sondern vor allem von dem Verhalten des betreffenden Organismus abhängig.

Wenn diese Annahme richtig ist, so müssen sich drei Gruppen von Kranken bilden, die durch fließende Übergänge miteinander verbunden sind.

a) Der Organismus verfügt über genügend Abwehrkräfte, um der Syphilis entweder selbst Herr zu werden (Selbstheilung), oder bedarf nur einer geringen Stimulierung, um gesund zu werden. In diesen Fällen genügt eine ganz geringe Behandlung zur Heilung.

b) Der Organismus ist wohl fähig, Abwehrkräfte zu bilden, jedoch bedarf er dazu einer energischen Anregung. Hier führt energische Behandlung zum Ziele.

c) Die Fähigkeit, Abwehrkräfte zu bilden, ist so gering, daß selbst sehr energische Anreizung nicht imstande ist, eine genügend starke Abwehrreaktion zu erzielen. Dies sind die praktisch unheilbaren Fälle, wo auch eine intensive Behandlung versagt.

Diese Ausführungen Fingers von damals haben auch heute noch Geltung. Wie Finger jüngst erwähnte, ist die Frage, ob das Salvarsan ein direkt parasitizid wirkendes Mittel sei oder nicht, bis heute noch nicht eindeutig entschieden. Beide Anschauungen haben ihre Vertreter. Aus einer vor kurzem erschienenen Arbeit von Sibeik, aus dem Georg-Speyer-Hause in Frankfurt, geht hervor, daß das Salvarsan nicht direkt wirkt, sondern im Organismus erst umgebaut werden muß, bevor es seine Wirksamkeit entfalten kann. Das bedeutet, daß die Wirksamkeit des Präparats von der Mitarbeit des Organismus abhängig ist, und wenn diese ausbleibt, ein Erfolg nicht erwartet werden kann.

Folgerichtig muß demnach die rein medikamentöse Therapie in manchen Fällen von Lues versagen. Die Wahrscheinlichkeit eines Erfolges wird um so größer sein, je stärker der Organismus zur Mitarbeit angeregt wird. Die Schwierigkeit einer therapeutischen Auswertung dieser Vorstellung lag nun darin, daß uns die Vorgänge, die eine gesteigerte Abwehrreaktion auslösen, nicht näher bekannt sind. Da konnte nur die Empirie helfen. Es mußte nach Umständen gesucht werden, die die biologische Gesamtlage im Organismus derart verändern, daß auch der Ablauf der Syphilis ein sichtlich anderer wird. Bei der Suche danach findet man das Fieber als einen solchen Faktor, unter dessen Einfluß die Syphilis einen von der Norm abweichenden Verlauf nimmt.

Der Einfluß des durch irgendwelche interkurrente Erkrankungen bei Syphilitischen bedingten Fiebers auf den Ablauf der Syphilis ist schon seit langem bekannt. Neumann bespricht ihn in dem Bande über die Syphilis in Nothnagels spezieller Pathologie und Therapie, und ebenso tun dies Finger, Lang, Mraček in ihren Lehrbüchern.

Die Wirkung des Fiebers auf syphilitische Erscheinungen äußert sich in zweierlei Art. Wenn das Exanthem noch nicht ausgebrochen ist, dann wird sein Auftreten durch eine interkurrente fieberhafte Erkrankung so lange hinausgeschoben, bis diese abgelaufen ist. Wenn jedoch das Exanthem zur Zeit des fieberhaften Prozesses schon besteht, so blaßt es unterdessen ab, oder es kann auch vollständig schwinden. Luithlen führt in einer Arbeit, die ein Behandlungsverfahren Biachs, nach welchem Tuberkulin mit dem spezifischen Mittel kombiniert wird, kritisiert, den Fall eines Soldaten an, der mit einer Sklerose ins Spital aufgenommen wird, während der zweiten Inkubationsperiode einen Typhus durchmacht und erst zirka dreieinhalb Monate nach der Infektion mit Lues eine Roseola bekam, als der Typhus und damit auch das Fieber geschwunden waren. Luithlen bemerkt nun, daß es auffallend sei, daß bisher noch niemand das Fieber als unterstützenden Faktor bei der Behandlung frischer Lues angewandt hat, wo doch Wagner-Jauregg mit seiner Tuberkulin-Hg-Therapie bei Paralyse so günstige Erfolge hatte. Luithlen will jedoch das Tuberkulin vermieden wissen, da es sich ja bei den Patienten mit frischer Lues um ein ganz anderes Krankenmaterial handle, als es die Paralytiker sind. Nach Luithlens Meinung werden die Versuche einer Fieberbehandlung bei der Lues deswegen vermieden, weil aus der Erfahrung hervorgeht, daß das Fieber nicht nur nicht heilend auf die Syphilis wirkt, da ja die Erscheinungen, wenn auch verspätet, doch auftreten, sondern in manchen Fällen sogar einen ungünstigen Verlauf der Krankheit provozieren kann.

Kyrle, ein unbedingter Anhänger und Verfechter der Idee, daß für den Erfolg einer Syphilistherapie die Mitarbeit des Organismus unbedingt nötig sei, veröffentlichte im Jahre 1917 seine ersten Versuche über die Wirkung des künstlich erzeugten Fiebers auf die Syphilis. Kyrle glaubt, den Grund, daß solche Untersuchungen in größerem Maßstabe bisher noch nicht unternommen wurden, darin zu finden, daß man früher für die Untersuchung des Einflusses des Fiebers ungeeignete Fälle heranzog. Denn das Fieber allein kann eine Syphilis nicht ausheilen. Diese Tatsache ist bekannt, und die bisherigen Beobachtungen werden durch zwei eigene vermehrt. In dem einen Fall wird bei einer Patientin, die ein kleinfleckiges Exanthem hat, interkurrent an einer fieberhaften Bronchitis erkrankt, die Roseola durch das Fieber wohl zum Schwinden gebracht, ohne daß aber auch gleichzeitig die positive S.Wa.R. beeinflußt worden wäre. Im zweiten Falle handelt es sich um eine Patientin mit Lues latens mit positiver S.Wa.R. Eine akute Perimetritis verursacht durch mehrere Wochen hohe Fiebertemperaturen, die aber trotz längerer Dauer und entsprechender Höhe keinen Einfluß auf die S.Wa.R. ausübten. Der Erfolg einer nach der Entfieberung eingeleiteten energischen Behandlung bewies, daß dieser Fall nicht zu den absolut refraktären gehört, da eine negative S.Wa.R. erzielt werden konnte. Diese Beobachtungen beschränken sich auf Fälle, wo nur der Einfluß des Fiebers vorliegt, ohne daß vorher irgendein Antiluetikum angewendet worden wäre.

Ganz andere Resultate ergeben die Beobachtungen dann, wenn es sich um Patienten handelt, wo das Fieber erst auftritt, wenn sie bereits behandelt sind und damit dem Organismus ein Depot von Hg oder Salvarsan zur Verfügung steht. In solchen Fällen tritt die günstige Wirkung des Fiebers in klarer Weise hervor. Kyrle führt zwei solche Fälle an. Im ersten Falle handelt es sich um eine Patientin, die wegen eines ausgedehnten papulo-lichenoiden Exanthems am ganzen Körper und breiten nässenden Kondylomen am Genitale und circa anum auf die Klinik aufgenommen wird. Die S.Wa.R. ist bei ihr komplett positiv. Innerhalb von neun Tagen bekommt die Patientin vier Hg-salic.-Injektionen und eine Neosalvarsaninjektion 0,45 g. Die Erscheinungen sind bis jetzt im wesentlichen unverändert. Da erkrankt die Patientin an einem Erysipelas migrans, das sich innerhalb von sechzehn Tagen vom Nasenrücken über die Brust und Bauchhaut ausdehnt. Während dieser Zeit besteht eine dauernde Kontinua von 38 bis 40°. Nach der Entfieberung ist die Patientin vollkommen erscheinungsfrei und die S.Wa.R. negativ. Nach zirka neun Monaten konnte sie neuerlich untersucht werden und war auch da erscheinungsfrei und im Serum negativ. So wie in diesem Falle hat auch im folgenden eine ganz geringe Behandlung, die durch einen fieberhaften Ikterus unterbrochen wurde, genügt, um die Patientin klinisch und serologisch negativ zu machen. Diese Patientin bekam wegen eines Ulcus mixtum mit positiver S.Wa.R. 2 Hg. salic. und 1 Neo 0,6 g. Der jetzt auftretende fieberhafte Ikterus verbot die weitere Behandlung. Da die Patientin nach der Entfieberung erscheinungsfrei und serologisch negativ war, wurde versuchsweise von einer weiteren Behandlung Abstand genommen. Nach zirka fünf Monaten, wo sie zum letztenmal beobachtet werden konnte, war sie immer noch negativ.

Kyrle macht auf die geringen Dosen aufmerksam, die unter normalen Verhältnissen sicher nicht imstande gewesen wären, einen so günstigen Erfolg zu erzielen. Hier kann nur das Fieber zur Erklärung des günstigen Einflusses herangezogen werden. Diese zwei Patienten stellen nur zwei Fälle einer größeren Reihe von ähnlichen Beobachtungen dar. Solche Zufallsbeobachtungen regen dazu an zu versuchen, ob es nicht möglich wäre, hier eine Gesetzmäßigkeit zu finden, das heißt zu untersuchen, ob Fieber, sei es durch Krankheit bedingt oder künstlich hervorgerufen, immer einen günstigen Einfluß auf die syphilitischen Manifestationen und die positive S.Wa.R. ausübt, wenn dem betreffenden Organismus bereits ein Depot von Quecksilber oder Salvarsan zur Verfügung steht.

Günstige Erfahrungen wurden in dieser Beziehung bereits von den Psychiatern mit der von Wagner-Jauregg inaugurierten Tuberkulin-Quecksilber-Therapie bei der Paralyse gemacht. Es war demnach naheliegend, eine Methode, die sich bei älterer Lues wirksam erweist, auch bei frischer Lues zu versuchen, wo die Beeinflußbarkeit der Krankheit eine bedeutend leichtere ist.

In der vorliegenden Arbeit handelte es sich Kyrle jedoch nicht darum, irgendein entsprechendes Behandlungsschema anzugeben, sondern nur zu untersuchen, wie weit das Fieber während einer Syphiliskur imstande sei, den Ablauf der Lues sichtlich günstig zu beeinflussen, das heißt, wie weit die medikamentöse Behandlung auf Kosten des Fiebers verringert werden kann, wobei aber trotzdem Augenblickserfolge zu erzielen sind. Bei einem Behandlungsverfahren, wo die Chemotherapie auf ein Minimum eingeschränkt, nur wenig Hg gegeben und Neosalvarsan überhaupt nicht verwendet wird, wird die Rolle des Fiebers an und für sich leichter ersichtlich sein. Das Fieber wurde durch Milchinjektionen provoziert.

Die Augenblickserfolge waren auffallend. Aus den sechs angeführten Krankengeschichten, die Patienten mit sekundärer florider Lues betreffen, geht hervor, daß trotz der geringen antiluetischen Behandlung unter der Einwirkung des künstlichen Fiebers die Erscheinungen prompt schwinden und die S.Wa.R. negativ wird. Daraus ist der Schluß erlaubt, daß eine energische Behandlung, wenn sie mit Fieber kombiniert wird, wahrscheinlich auch mehr leisten wird als für sich allein. Als Beispiele werden die zwei Krankengeschichten von zwei Patientinnen mit latenter Lues und positiver S.Wa.R. angeführt. Die eine von ihnen machte eine sehr energische Quecksilber-Salvarsan-Kur, ohne daß sich die S.Wa.R. geändert hätte. Zirka drei Wochen nach der Kur bekam sie vier Milchinjektionen, und jetzt wurde die S.Wa.R. negativ.

Diese Versuche bestätigen demnach die aus früheren Beobachtungen bekannten Tatsachen, daß während der Kur auftretende fieberhafte Krankheiten die Therapie wesentlich unterstützen und günstige Erfolge bedingen. Sie ergeben weiter, daß auch dem künstlich erzeugten Fieber während einer antiluetischen Kur die gleiche unterstützende Wirksamkeit zukommt.

Sie legen die Vermutung nahe, daß eine systematische Anwendung des Fiebers in Verbindung mit der üblichen antiluetischen Therapie zu günstigeren Ergebnissen führen dürfte.

Kyrle setzte die Versuche weiter fort und berichtete im Jahre 1922 neuerlich darüber. Einleitend bemerkt Kyrle, daß das Salvarsan ein ideales Mittel sei, da es in ganz frischen Fällen von Lues, wo die Spirochäten, nach einem Ausdrucke Ehrlichs, noch nicht „im Gewebe verankert", sondern dem Angriff des Präparates offen ausgesetzt sind, fast in 100% zur Heilung führt, wie es die Erfolge der Abortivkur beweisen. Aber die Spirochäte ist ein Gewebsvirus und verläßt möglichst rasch die Blutbahn, um sich im Gewebe festzusetzen. Wenn dies einmal geschehen ist, dann ändern sich die Bedingungen wesentlich, und es treten biologische Verhältnisse ein, die sich aus der Reaktion zwischen Virus und Gewebe und aus der Art der Ansiedlung der Parasiten daselbst ergeben. In diesen Fällen sind der Wirksamkeit des Salvarsans Grenzen gesetzt und es kommt hier dem Gewebe bereits eine entscheidende Bedeutung zu. Stellt sich das Gewebe so ein, daß es sich an der Abwehr beteiligt, dann können von der Therapie günstige Erfolge erhofft werden. Im gegenteiligen Falle jedoch wird sie versagen. Für die Ansicht, daß das Gewebe an der Abwehr beteiligt ist und die Behandlung erfolgreich gestalten kann, führt Kyrle verschiedene Anhaltspunkte an.

Das verschiedene Verhalten des Organismus gegen die eingedrungenen Spirochäten ist schon bei unbehandelter Lues zu erkennen. In einem Falle z. B. gibt es reichlich Haut- und Schleimhauterscheinungen mit heftigen Rezidiven, in anderen Fällen wieder können die Erscheinungen gering sein, ja sogar fehlen, und Rezidive brauchen überhaupt nicht aufzutreten. Es reagieren demnach die einzelnen Individuen auf den gleichen Erreger in verschiedener Weise, je nach der bestimmten Konstitution des betreffenden Individuums. Daß sich der Organismus aktiv an der Abwehr beteiligt und unter der Einwirkung der Spirochäten allmählich verändert, geht auch aus den verschiedenen Immunitätsverhältnissen in den verschiedenen Stadien der Krankheiten hervor. Die Empfindlichkeit des Organismus gegen die Spirochäte wird mit zunehmendem Alter der Krankheit größer und steigert sich schließlich bis zur Allergie. Die Entwicklung und Wirkungsweise der Parasiten hängt also von dem Boden ab, auf dem sie wuchern, mithin von der Konstitution und Kondition des von ihnen befallenen Organismus. Bei einer solchen Sachlage ist zu erwarten, daß eine Änderung in der Disposition des Körpers von weitgehendem Einfluß auf das Leben und die Entwicklung der Spirochäten sein muß. Es wird natürlich zweierlei Arten von Einflüssen geben, die imstande sind, die biologische Gesamtlage im Organismus zu ändern, solche die für das Leben der Parasiten ungünstig sind, und solche, die hiezu günstige Bedingungen schaffen. Tatsächlich sind solche Prozesse bekannt.

Für die erste Gruppe kann man das Fieber nennen, unter dessen Einfluß die momentane Disposition des Körpers so geändert wird, daß für das Leben der Spirochäte ungünstige Verhältnisse geschaffen werden, und für die zweite Gruppe die Tuberkulose, welche das Gedeihen der Parasiten fördert. Es ist ohne weiteres einzusehen, daß sich die Disposition unter dem Einfluß dieser bekannten Faktoren ändern kann. Aber nicht immer liegen die Verhältnisse so klar. So sind wir gezwungen, eine solche Änderung im Terrain anzunehmen, wenn auch keine sichere Ursache dafür angegeben werden kann, z. B. in solchen Fällen, wo Patienten mit konstant positiver S.Wa.R. oft erst viele Jahre nach der letzten Behandlung negativ werden, oder umgekehrt eine schon lange bestehende negative S.Wa.R. ohne einen uns bekannten Grund wieder positiv wird.

Aber nicht nur die einzelnen Individuen haben eine verschiedene Disposition zur Erkrankung, sondern auch die einzelnen Organsysteme bei demselben Kranken. Bei dem einen Menschen können es besonders die Haut und Lymphdrüsen sein, wo sich die Spirochäten festsetzen, während es bei einem anderen wieder die Meningen sind, oder vielleicht die inneren Organe. Kurz, die Klinik zeigt immer wieder, daß es der Boden ist, der das Gedeihen der Spirochäten günstig oder ungünstig beeinflußt.

Eine rationelle Therapie muß nach dem Ausgeführten danach trachten, die jeweilige Disposition so zu beeinflussen, daß der betreffende Organismus das Maximum an Abwehr leistet und der Boden für die Entwicklung der Spirochäten möglichst ungünstige Verhältnisse in sich birgt, so daß der Kranke das seinige zur Ausheilung beiträgt.

Die früheren Versuche haben ergeben, daß das Fieber tatsächlich imstande ist, eine zur Bekämpfung der Spirochäten geeignete Situation zu schaffen: Quecksilber und Salvarsan wurden auf ein Minimum eingeschränkt und es konnten trotzdem schöne Augenblickserfolge erzielt werden. Kyrle beabsichtigte ja damals nicht, wie bereits erwähnt, eine neue Therapie einzuführen, sondern es galt, erst die Fundamente zu einer solchen zu legen und die Grundfragen zu beantworten, ob das künstlich erzeugte Fieber überhaupt eine Wirkung habe, was von vornherein wahrscheinlich war, und welcher Art diese sei.

Aus dieser verhältnismäßig kleinen Serie von so behandelten Patienten kamen in der Folgezeit vier Meningorezidive zur Beobachtung. Das Resultat, das sich demnach aus den Versuchen ergab, war folgendes. Wird eine mit Fieber kombinierte Chemotherapie der Lues auf ein Minimum reduziert, so sind zwar Augenblicks-, aber keine Dauererfolge zu erzielen. Das künstlich erzeugte Fieber ist imstande, die biologische Reaktion zwischen Virus und Gewebe zu beeinflussen, und zwar in dem Sinne, daß für das Leben und die Entwicklung der Spirochäten im allgemeinen ungünstige Bedingungen geschaffen werden. Faßt man nämlich die Meningorezidive im Sinne Ehrlichs als Konträreffekt auf, so heißt das, daß der Organismus weitgehend sterilisiert wurde, wodurch die wenigen noch übrig gebliebenen Depots an Virus zu rascherer Proliferation angeregt werden. Das Fieber unterstützt also tatsächlich die Therapie, ist aber für sich allein nicht geeignet, einen Dauererfolg zu bewirken. Will man einen solchen erreichen, dann ist es nötig, die Fiebertherapie mit ausgiebigen Mengen von Hg und Salvarsan zu kombinieren.

Die Anwendung von Milchinjektionen, wenn sie zu oft bei ein und demselben Patienten gegeben werden müssen, ist mit Schwierigkeiten verbunden, so daß das Fieber durch andere Verfahren erzeugt wurde. Neben dem Natrium nucleinicum (Fischer und Donath) und der Deuteroalbumose wurden besonders Vakzine dazu verwendet. Am verläßlichsten wirkte eine Zeit das Arthigon, das ansteigend bis zu 1 cm³, in manchen Fällen darüber, intravenös verabreicht wurde. Auch Patienten, die sicher keine Gonorrhöe hatten, fieberten darauf recht hoch. Die allgemeinen Beschwerden waren nicht zu stürmisch und für die Patienten erträglich. Üble Zufälle kamen bei dieser Art der Therapie nicht vor. Die Vakzine wurde zwischen den Hg- und Salvarsan-Injektionen gegeben. Um die Therapie möglichst energisch zu gestalten, wurden 10 bis 12 Hg-sal.-Injektionen und mindestens 4 bis 5 g Neosalvarsan gegeben, das ursprünglich in sehr hohen Einzeldosen bis zu 0,9 verwendet wurde, dann aber wegen der schweren Dermatitiden in kleineren Dosen à 0,3 jeden zweiten Tag in Zyklen zu 5 Injektionen mit zirka fünftägigen Intervallen.

Die Erfolge dieser Behandlung waren besser als die nur mit Hg und Salvarsan erreichten. Bei längerer Beobachtung der Fälle traten, trotzdem nur eine Kur gemacht wurde, weniger Rezidive auf, als man dies sonst unter denselben Bedingungen zu sehen gewohnt ist. Neben dieser Wirkung zeigt sich auch bei dieser Behandlung eine deutliche Beeinflussung des positiven Liquors. Bei der Frühlues wurde der positive Liquor in der Regel leichter und sicherer beeinflußt als sonst. Nur der positive Liquor bei Spätlues blieb auch dieser Behandlung gegenüber refraktär.

Mitte 1918 versagte das Arthigon plötzlich, ohne daß ein nachweisbarer Grund dafür vorhanden gewesen wäre, so daß man auf seine Anwendung verzichten mußte. An seiner Stelle wurden Typhusvakzinen in kleineren Dosen intravenös versucht. Die Schüttelfröste waren hier sehr stürmisch und die Beschwerden wesentlich größer, so daß die Therapie nicht mehr so ungefährlich erschien und ihrer Anwendung daher schon Grenzen gesetzt waren. In einigen Fällen wurde statt des Fiebers die Venenpunktion mit der spezifischen Therapie kombiniert, da nach Luithlens Vorstellungen von der Kolloidtherapie ein Aderlaß ähnliche Effekte im Organismus erzielt, wie es die Injektion verschiedener Eiweißkörper tut. Die Zahl dieser Fälle ist jedoch zu klein, um sie irgendwie verwerten zu können.

So vielversprechend die Erfolge dieser Behandlung auch waren, setzten sich bereits im klinischen Betrieb ihrer Anwendung Schwierigkeiten entgegen. Außerdem war es klar, daß diese Behandlungsmethode für die Praxis nicht empfohlen werden konnte, da sie für den Arzt und Patienten zu unbequem war. Für den Arzt deshalb, weil die Präparate nicht genügend verläßlich waren, da ja das Fieber ausbleiben konnte, im gegenteiligen Falle wieder zu starke Fieberreaktionen ausgelöst werden konnten, für den Patienten, da er neben der Behandlung seinem Beruf nachgehen will, woran er aber durch die eingeschalteten Fiebertage allzuoft gehindert wird.

Was durch das Fieber erzeugt werden sollte, war eine Änderung im Organismus, die einerseits zu einer Steigerung der Abwehr führte und es anderseits dem Hg, besonders aber dem Neosalvarsan ermöglichte, seine Wirkung ungehemmt zu entfalten. Es wurde immer klarer, daß das Fieber hiezu nicht das Wesentliche war, sondern nur ein Glied in einer Reihe von Vorgängen, die eine Änderung in der Disposition des betreffenden Organismus bewirken. Auf Grund solcher Vorstellungen könnte es möglich sein, ähnliche Bedingungen mit einem Mittel zu erreichen, ohne daß es Fieberreaktionen auslöst, aber trotzdem diejenigen Bedingungen schafft, die erwünscht waren. Ein solches Mittel schien das Mirion zu sein.

Das Mirion ist ein jodhaltiges Präparat, bei welchem das Jod in ein Kolloid, Gelatine, eingeschlossen ist. Theoretisch konnte man erwarten, daß das Präparat neben der Jodwirkung auch durch seine kolloide Form einen besonderen Einfluß ausüben wird. Kyrle führte in Gemeinschaft mit Planner das Mirion in die Therapie der Lues ein.

Die pharmakologische Prüfung des Mittels durch Fröhlich ergab, daß das Jod von den Effloreszenzen der Lues elektiv gespeichert wird, so daß die geringe Menge — das Präparat enthält zirka 2% Jod — vollständig ausgenützt wird. Die Anwendung des Mittels in Form von intramuskulären Injektionen, à 5 cm³, ergab zunächst, daß es absolut ungefährlich ist. 20 bis 30 Injektionen, die für eine Kur nötig sind, wurden anstandslos vertragen, Fälle von Jodismus nicht beobachtet. Es dürfte dies nicht durch den geringen Jodgehalt zu erklären sein, da auch geringe Mengen von Jod ihre schädliche Wirkung entfalten können, sondern durch die besondere Konstruktion des Präparates. Fieber wird durch die Injektion nur in manchen Fällen, besonders im Beginn der Therapie, bewirkt, jedoch ist das nicht die Regel.

Für den Wirkungsmechanismus des Mirions gibt, wie Kyrle und Planner ausführten, die klinische Beobachtung einige Anhaltspunkte. Vor allem ist es auffällig, daß das Mirion eine deutliche Herxheimer-Reaktion auslöst. Die Herxheimer-Reaktion wird von den beiden Autoren als Ausdruck dafür aufgefaßt, daß dem Gewebe ein Reiz zugekommen ist, der es zur Abwehr anspornt. Besonders stark wurde die Herxheimer-Reaktion nach der ersten Neosalvarsaninjektion, die den Mirioninjektionen folgte, so daß der Eindruck entstand, als hätte das Präparat den Boden für das Salvarsan besonders vorbereitet. Auch die übrigen Beobachtungen ergaben eine provokatorische Wirkung des Mirions. Exantheme wurden unter seiner Einwirkung gelegentlich reichlicher, makulöse Effloreszenzen verwandelten sich in papulöse und die S.Wa.R. zeigte sich auch deutlich beeinflußt. Die positive S.Wa.R. nimmt während dieser kombinierten Mirion-Salvarsan-Kur nicht geradlinig in ihrer Intensität ab, wie dies bei der Salvarsantherapie der Fall ist, sondern wird, wenn sie bereits abgeschwächt war, im weiteren Verlauf der Behandlung durch das Mirion neuerlich wieder verstärkt, so daß sie Schwankungen mitmacht und am Ende der Behandlung für gewöhnlich noch nicht negativ ist. Eine negative S.Wa.R. bei Lues latens kann unter der kombinierten (Mirion-) Neosalvarsankur positiv werden.

Diese Beobachtungen in ihrer Gesamtheit führten zu der Vermutung, daß wir in dem Mirion tatsächlich ein Präparat gegeben haben, das befähigt sein müßte, die Fiebertherapie zu ersetzen.

Die Erfolge dieser Behandlungen bestätigen dies. Sie waren sicher so gut, wie die mit der Fieberkur erreichten, vielleicht sogar besser. Kyrle und Planner betonen jedoch ausdrücklich, daß das Mirion nur ein Adjuvans für das Salvarsan darstellt und daher für sich allein nicht verwendet werden darf. Die Miriontherapie ist eine Reiztherapie, wobei dem Mirion die Aufgabe zufällt, die Abwehrkräfte zu heben und den Boden für das Salvarsan geeignet zu machen. Deshalb muß auch hier, wie bei der Fiebertherapie, eine energische Salvarsanbehandlung angewendet werden, wenn man Erfolge erreichen will. Die Anwendung des Mirions in der Luestherapie ohne Kombination mit einem spezifischen Mittel ist nach dem Gesagten also sinn- und zwecklos.

Wenn die Erfolge auch gute waren, so gab es natürlich auch hier wieder Versager. Das wurde ja auch erwartet, da die Miriontherapie eine Reiztherapie ist und nur dann von Erfolg begleitet sein kann, wenn das betreffende Individuum auf den gesetzten Reiz auch anspricht. Es wird natürlich auch Fälle geben, wo dies nicht der Fall war, entweder weil der Organismus überhaupt nicht fähig war, Abwehrkräfte aufzubringen, oder aber, weil der gesetzte Reiz bei manchen zu schwach war, um von Erfolg begleitet zu sein. Besonders waren es die älteren Fälle von Lues mit positivem Liquor, die sich auch dieser Therapie gegenüber unbeeinflußbar erwiesen.

Den bisherigen Bestrebungen Kyrles war es also tatsächlich gelungen, zu einem Behandlungsverfahren zu gelangen, welches die natürlichen Abwehrkräfte im Organismus anzuregen imstande ist und Bedingungen schafft, die eine bessere Wirkung des Neosalvarsans zur Folge haben. Klinisch äußerte sich dies in besseren Erfolgen, die darin bestanden, daß einerseits Patienten, die trotz energischer antiluetischer Behandlung dauernd unbeeinflußt blieben, durch die kombinierte Fieber- bzw. Mirion-Neosalvarsan-Therapie günstig beeinflußt werden konnten, und anderseits bei Patienten mit frischer Lues in einer verhältnismäßig größeren Anzahl von Fällen eine einzige Kur genügte, um sie auch bei längerer Beobachtungszeit klinisch, serologisch und im Liquor dauernd negativ zu erhalten.

Die erreichten Resultate konnten trotzdem nicht vollständig befriedigen. Es war besonders eine Gruppe von Patienten, die allen bisherigen therapeutischen Versuchen trotzten. Es waren dies Patienten, deren Infektion schon längere Zeit zurücklag und die einen positiven Liquor hatten. Vor der Einführung der Malariatherapie gehörte es zu den größten Seltenheiten, einen positiven Liquor bei älterer Lues durch die Therapie negativ zu machen oder auch nur wesentlich abzuschwächen. Um einen solchen Erfolg zu erreichen, wurden tatsächlich alle Behandlungsmethoden, die auch nur die geringste Aussicht auf einen solchen boten, angewendet. Die Chemotherapie allein in allen Varianten und Kombinationen, in größtmöglicher Dosierung, versagte ebenso wie jene, wo zu deren Unterstützung auch das Fieber herangezogen wurde. Diese trostlosen Verhältnisse änderten sich mit einem Schlage, als Kyrle im Jahre 1922 die Malariatherapie der frühen Syphilis einführte.

Im Jahre 1924 berichtete Kyrle zum erstenmal über die bisherigen Erfolge, wie sie mit der Malariatherapie erzielt wurden, und konnte im Jahre 1925 bereits nähere Angaben über die Wirksamkeit dieser Therapie machen. Diesmal entwickelte er auch den Gedankengang, der ihn zur Einführung der Malariatherapie bei älterer Lues mit positivem Liquor veranlaßt hat und später dann zur Foge hatte, daß auch die frische Lues dieser Behandlung unterzogen wurde.

Den Psychiatern war es bekannt, daß fieberhafte Krankheiten im Verlauf einer Paralyse oft recht günstig auf diese wirken, so daß es zu deutlichen, oft länger dauernden Remissionen kommt.

Wagner-Jauregg, überzeugt von der Nutzlosigkeit der Hg- und Salvarsanbehandlung bei Paralyse, versuchte diese Beobachtung auszuwerten und gelangte schließlich nach jahrzehntelangen Versuchen, das Fieber künstlich zu erzeugen, zur Malariatherapie. Ihr überragender Wert bei der Paralysebehandlung ist heute allgemein anerkannt.

Wenn nun die Malariatherapie bei der Paralyse, die trotz ihrer Eigenart doch nur die Form einer syphilitischen Erkrankung des Gehirns darstellt, so ausgezeichnete Erfolge hatte, so schloß Kyrle, daß diese Therapie wahrscheinlich auch bei den Fällen Erfolg haben wird, wo es noch nicht zum Ausbruch der Paralyse gekommen ist, bei denen aber als Zeichen der sicheren Anwesenheit von Spirochäten in den Meningen der Liquor komplett positiv war. Bei diesen Patienten war also die Krankheit, wenn auch die Infektion schon mehrere Jahre zurückdatierte, noch nicht so weit vorgeschritten, so daß sie wahrscheinlich leichter zu beeinflussen war als in ihrem älteren Stadium, der Paralyse.

Kyrle versuchte deshalb die Malariatherapie bei den Fällen von älterer Lues mit positivem Liquor, wo die bisherigen energischen Behandlungen vollständig versagt haben. Die Erfolge übertrafen alles, was man erwarten konnte. In den meisten Fällen wurde der Liquor ganz evident beeinflußt und in vielen Fällen sogar vollständig negativ. Diese Patienten waren schon längere Zeit in Beobachtung, ihre Lues meist über zehn Jahre alt, wiederholt behandelt; der Liquor wurde nach jeder Kur neuerlich untersucht, so daß schon mehrere Liquorbefunde vorlagen, die aber voneinander nicht wesentlich differierten, da die ganze frühere Behandlung zumeist spurlos bei diesen Patienten vorüberging.

Diese Fälle stellten vorläufig nur ein ausgezeichnetes Testobjekt für die Wirksamkeit der neuen Behandlung dar. Denn wenn die Malariatherapie einen Effekt hat, der von allen Behandlungsverfahren nicht erreicht werden konnte, so ist ihre Überlegenheit, wenigstens bei Fällen solcher Art, offensichtlich. Deshalb wurde auch in den Fällen, wo die Lues schon älter war und ein positiver Liquorbefund vorlag, die aber bisher noch nicht behandelt wurden, sofort die Malariakur durchgeführt. Die guten Erfolge waren die gleichen, wie sie bei den bereits besprochenen Patienten erzielt wurden, obwohl hier keine andere Behandlung als die Salvarsan-Malaria-Kur zur Anwendung gelangte.

Es war eine notwendige Folge dieser Beobachtungen, daß danach die jüngeren Fälle von Lues mit positivem Liquor, wo die Bedingungen für den Erfolg jeder Therapie, also wahrscheinlich auch für den der

Salvarsan-Malaria-Therapie, bedeutend günstiger sind, so behandelt wurden. Die erwarteten Erfolge stellten sich auch restlos ein, der Liquor wurde in allen Fällen jüngerer Lues durch die eine einzige Behandlung negativ und blieb es auch bis zur Zeit der Mitteilung.

In diesen Fällen war das Virus in den Meningen bereits verankert, und es war schon zu Reaktionen zwischen Virus und Gewebe gekommen, die zu einer Bindung des Parasiten daselbst geführt haben. Damit lagen aber die Verhältnisse für die Therapie bereits ungünstig. Wenn die Malariatherapie hier einen solchen Erfolg hatte, so war es immerhin vorstellbar, daß sie dann, wenn das Virus in die Meningen schon eingedrungen ist — dies geschieht ja in der übergroßen Mehrzahl der Fälle schon zugleich mit der übrigen hämatogenen Aussaat —, aber sich dort noch nicht derartig festgesetzt hat, daß es schon zu einer Reaktion zwischen ihm und dem Gewebe und damit zu einer allfälligen Anpassung seinerseits an den neuen Boden gekommen wäre, besonders günstige Bedingungen für seine Vernichtung vorfindet und damit auch für die Zukunft Meningorezidive verhindern könnte. Um dies festzustellen, behandelte Kyrle auch die Frühlues mit negativem Liquor mit Malaria. Die Erfolge entsprachen den Erwartungen; bis zur Zeit der damaligen Mitteilung gab es keinen Fall, wo der Liquor, der vor der Kur negativ war, sich nach der Kur geändert hätte und, sei es auch nur in einigen Reaktionen, positiv geworden wäre.

Versuchsweise wurde, um die Erfolge der Therapie leichter beurteilen zu können, auch bei den Fällen von frischer Lues nur die Malariakur gemacht und von einer weiteren Behandlung abgesehen.

Kyrle hatte, wie aus dem vorhergehenden ersichtlich ist, langjährige Versuche angestellt, bevor er die Malariatherapie einführte. Auf Grund dieser Versuche stellte er selbst fest, daß das Fieber allein nicht ausreicht, um die Lues zu heilen, und wenn es nur mit einer geringen antiluetischen Behandlung kombiniert wird, nicht nur keine Dauererfolge verspricht, sondern sogar Schaden stiften kann. Deshalb wurde die Malaria mit einer energischen Salvarsanbehandlung kombiniert, in der Weise, daß sie zwischen zwei Salvarsanbehandlungen eingeschoben wurde, der Vor- und Nachbehandlung mit Neosalvarsan, mindestens 3 g, bei scheinbar restistenteren und älteren Fällen von Lues auch mehr.

Die Beobachtung der Fälle von frischer Lues, die so behandelt wurden, ergab aber noch einen weiteren Erfolg, der von vornherein nicht anzunehmen war und auch nicht erwartet wurde. Bis auf ganz wenige Rezidive blieben die Patienten klinisch, serologisch und im Liquor negativ.

Die Malariakur erwies sich demnach als die zuverlässigste Behandlung bei Fällen von älterer Lues mit positivem Liquor; bei frischer Lues konnte sie in den meisten Fällen die gleichen Erfolge erzielen, wie sie sonst nur durch jahrelange chronisch intermittierende Behandlung erreicht werden, zeigte sich ihr aber dort, wo ein positiver Liquor vorlag, überlegen.

Kyrle führt weiter aus, daß diese Tatsachen darauf schließen lassen, daß die Malaria den Organismus derart umgestaltet, daß das Salvarsan einen viel günstigeren Boden für seine Wirksamkeit findet.

Da aber auch die Malariatherapie ein Verfahren ist, bei dem es auf die Mithilfe des Organismus ankommt, so sind auch hier Versager zu verzeichnen und, wie Kyrle betont hat, restlose Erfolge in 100% weder zu erwarten noch zu erreichen.

Die Einführung der Malaria nach Wagner-Jauregg in die Therapie der Lues durch Kyrle ist, wie aus dem Gesagten hervorgeht, mithin eine logische Folge seiner Versuche, die alle darauf abzielten, die Lehre Fingers von der Wichtigkeit der Selbsthilfe des Organismus, was auch seine Ansicht war, von neuen Gesichtspunkten aus zu beleuchten, experimentell zu erhärten und schließlich praktisch mit Erfolg auszunützen. Die Therapie der Lues wurde durch die Malariakur um eine neue Methode vermehrt, die nach den bisherigen Beobachtungen eine sehr wertvolle, vielleicht sogar unentbehrliche zu sein scheint.

Kyrle hat die Malariatherapie der Syphilis nach gründlichen und ausgedehnten Versuchen zu einer praktisch gut verwertbaren Methode ausgearbeitet, und heute, wo das Material einerseits genügend groß, anderseits doch schon eine entsprechend lange Zeit — natürlich noch immer viel zu kurz, um ein definitives Urteil fällen zu können, — beobachtet ist, ist es möglich, es zum Gegenstand einer ausführlichen Besprechung zu machen. Die Darstellung über die Malariatherapie, wie sie im folgenden gegeben wird, deckt sich im allgemeinen mit den Ausführungen Kyrles über diesen Gegenstand und kann diese nur von neuem wieder bestätigen.

II. Malaria

Behandlungsschema — Technik der Impfung und Inkubation der Impfmalaria

Die Behandlung mit Impfmalaria geschieht an der Klinik Finger in der Weise, daß der Patient zunächst in etwa vier bis fünf Wochen 3,0 g Neosalvarsan in Einzeldosierung von gewöhnlich 0,3 bis 0,45 g erhält, dann mit Malaria inokuliert wird, acht- bis neunmal fiebert und unmittelbar im Anschluß daran, als Nachbehandlung, wieder 3 bis 5 g Salvarsan bekommt. So werden alle Stadien der Lues, mit Ausnahme der ständig seronegativ befundenen Sklerosen, behandelt. Für diese bleibt nach wie vor die reine Salvarsanbehandlung die Methode der Wahl.

Besonders bei der Syphilis mit Erscheinungen muß man unbedingt auf eine Vorbehandlung bestehen. Wir selbst haben bei Serum-Wassermann-positiven Sklerosen, die ohne Vorbehandlung der Malariabehandlung unterzogen wurden, zweimal Exantheme während des Fiebers auftreten gesehen; v. Berde, der keinen seiner Fälle vorbehandelt hat, sah in einem Falle von Sekundärexanthem während der Malaria eine Ausbreitung der Erscheinungen, sonst zwar eine günstige Wirkung auf Primäraffekte und Sekundärerscheinungen in klinischer Beziehung, welche aber in vielen Fällen nicht von Dauer war. Scherber konnte in keinem seiner nichtvorbehandelten Fälle völligen Schwund der Symptome beobachten.

Der Versuch, den Effekt der Behandlung dadurch zu erhöhen, daß zwischen den Fieberanfällen Salvarsan verabreicht werde, was gewiß sehr wirkungsvoll wäre, ist, wie auch Dattner hervorhebt, wegen der Salvarsanempfindlichkeit der Impfmalaria unmöglich. Wir haben nur in einigen Fällen Wismut (Bismogenol) zwischen den Anfällen injiziert, sind aber davon vorläufig abgekommen, weil wir ein gleichförmig behandeltes Patientenmaterial zwecks Kontrolle der Ergebnisse haben wollten.

Unsere Behandlungsart stellt ein Schema dar, welches nach verschiedenen Richtungen hin variiert und auch verstärkt werden kann.

Die ersten zwei im Jahre 1922 mit kombinierter Malaria-Salvarsan-Kur behandelten Patienten wurden auf der Klinik Wagner-Jauregg nach der dort üblichen Methode von Dattner geimpft. Sie erhielten von mit Impfmalaria behandelten Kranken, die nach einem Fieberanfall standen, 2 cm³ Blut subkutan unter die Rückenhaut in der Interskapulargegend injiziert; mit der Injektionsnadel wurde die Umgebung der Injektionsstelle skarifiziert und dann noch mit einem Bluttropfen beschickt. Von diesen zwei Patienten ist dann unser ganzes Material bis auf den heutigen Tag inokuliert worden, ohne daß eine besondere Veränderung im klinischen Verlaufe der Malaria in irgendeiner Beziehung eingetreten wäre.

Die Methode der subkutanen Impfung wurde von Kyrle und Rosner schon nach den ersten vier Fällen verlassen, weil es das Bestreben war, die Inkubationsdauer möglichst zu verringern. Die Inkubationsdauer beträgt bei der subkutanen Inokulation durchschnittlich ein bis zwei Wochen, kann aber auch bedeutend länger dauern. Wir gingen also zur intravenösen Impfung über und haben uns die subkutane Impfmethode nur für bestimmte, später zu besprechende Fälle reserviert.

Das Krankenmaterial, das unsere Klinik zu behandeln hat, unterscheidet sich ja wesentlich von dem einer psychiatrischen Station. Es sind hauptsächlich Patienten, die im Berufe stehen und bei denen es, besonders bei den heutigen wirtschaftlichen Verhältnissen, sehr darauf ankommt, nach möglichst kurzer Zeit das Krankenhaus wieder zu verlassen. Abgesehen davon, spielen auch die Spitalskosten keine geringe Rolle und sind für Staat und Krankenkasse eine große Belastung. Der wichtigste Beweggrund aber für unser Vorgehen war die Überlegung, daß wir uns von einer Behandlungsart, bei der Salvarsanvorbehandlung, Malaria- und Salvarsannachbehandlung zeitlich eng miteinander verknüpft sind, den besten Endeffekt versprachen. Besonders das Einsetzen der Salvarsantherapie unmittelbar nach der Malariaperiode hält Kyrle für etwas Wesentliches, da zu diesem Zeitpunkte die Angriffsverhältnisse für das Salvarsan besonders günstig zu sein scheinen.

Wir nehmen einem Patienten, der mindestens im zweiten Fieberanfall steht, womöglich auf der Höhe des Fiebers oder unmittelbar nach einem Anfall 5 cm³ Blut aus der Kubitalvene. Das so gewonnene Blut injizieren wir dem Einzuimpfenden in die Kubitalvene ein, eine Methode, bei der die Plasmodien am wenigsten geschädigt in den Körper gelangen. Bei Einführung der intravenösen Impfung haben wir mit 10 cm³ Blut begonnen, sind aber dann auf 5 cm³ heruntergegangen, weil wir trotz des Quantitätsunterschiedes keine Verkürzung der Inkubation erzielten. Es ist vorteilhaft, eine mittelgroße Injektionsnadel mit weiter Öffnung zu benützen, um rasch arbeiten und Gerinnung des Blutes vermeiden zu können. Auf der Klinik Finger spielt sich der Vorgang meistens so ab, daß von dem Blutspender 10 bis 15 cm³ Blut abgenommen und mit derselben Spritze zwei bis drei Patienten in kürzester Aufeinanderfolge intravenös je 5 cm³ eingespritzt werden. Gewöhnlich wird diese Injektion reaktionslos vertragen; wir haben aber, wenn auch selten, Fälle beobachten können, wo anschließend an die intravenöse Impfung Rötung der Gesichtshaut, Kopfschmerzen, Atembeschwerden, Beklemmungsgefühl, erhöhte Temperatur oder gelegentlich ein urtikarielles Exanthem aufgetreten sind, Symptome, welche aber in der kürzesten Zeit wieder schwanden, ohne eine Schädigung des Patienten herbeizuführen.

Bei den in der beschriebenen Weise von einem Spender mit derselben Injektionsspritze fast gleichzeitig geimpften Patienten muß weder die Inkubationszeit (Kirschner) noch der Ablauf der Fieberanfälle (Mras) gleichartig erfolgen, eine Beobachtung, die sich mit den Erfahrungen der Klinik Wagner-Jauregg deckt (Gerstmann, Dattner und Kauders). Es scheint uns wahrscheinlich, daß sowohl bei der Inkubationsdauer als beim Ablauf der Malaria auch die Disposition des Körpers eine Rolle spielt. Durchschnittlich kann man bei der intravenösen Impfung von 5 cm³ Blut mit einer Inkubationsdauer von einer Woche rechnen.

In einigen Fällen konnten wir sehen, daß sich an das nach der Impfung aufgetretene Fieber eine Kontinua anschloß, die zwei bis vier Tage dauerte, mit einem Temperaturanstieg bis über 39⁰ und 40⁰, ein Umstand, der die intravenöse Impfung als ungeeignet für jene Fälle erscheinen läßt, bei denen eine besondere Vorsicht am Platze ist, z. B. bei Kindern, Patienten über 50 Jahren, dicken, herzkranken oder schwächlichen Personen. Für solche Ausnahmefälle haben wir uns die subkutane Impfmethode vorbehalten.

Bei allen Fällen, bei denen die intravenöse Impfung keinen Erfolg hatte, konnten wir nachweisen, daß die Patienten früher eine Malaria mitgemacht hatten (z. B. Kriegsteilnehmer); sie hatten eine absolute Immunität, die auch durch wiederholte Impfungen und Provokationen mit Milch oder Typhusvakzine nicht aufgehoben werden konnte.

Da man bei der einmaligen intravenösen Impfung noch immer auf Fälle stieß, deren Inkubationszeit länger als eine Woche dauerte, versuchte Rosner eine zweimalige Impfung in der Weise, daß an zwei aufeinanderfolgenden Tagen je 5 cm³ Blut intravenös injiziert wurden. Es empfiehlt sich, die zweite Injektion nach einem Intervall von 48 Stunden zu machen, um das Entstehen einer Tertiana duplicata zu vermeiden. Viel häufiger als bei der einmaligen Inokulation tritt bei der doppelten unmittelbar oder kurz nach der Impfung ein oft durch Tage dauerndes kontinuierliches Fieber auf. Auch anaphylaktische Beschwerden kommen bei dieser Methode öfter als bei der einmaligen Impfung vor. Wenn wir auch keine ernsteren Zwischenfälle bei der zweimaligen Impfung erfahren haben, kann man doch wegen des oft stürmisch einsetzenden und lange dauernden Fiebers diese Impfart nur bei jüngeren Patienten anwenden. Es ist empfehlenswert, die zweite Injektion zur Vermeidung oder zur Milderung anaphylaktischer Beschwerden nicht allzurasch auszuführen.

Die Inkubationszeit bei der zweimaligen Inokulation beträgt durchschnittlich fünf Tage, in wenigen Fällen mehr; in den meisten Fällen ist sie kürzer.

Wir sind selten in der Lage, das Blut anders als von Mensch zu Menschen übertragen zu müssen. Das für die Klinik in Betracht kommende Patientenmaterial sucht zwecks Impfung die Klinik auf; selbst von auswärts kamen Kranke zu uns, um sich Malaria einimpfen zu lassen, dann wieder heimzureisen und sich in die weitere Behandlung entsprechend ausgebildeter Ärzte zu begeben. Auch Krankenanstalten haben an die Klinik Patienten geschickt, die mit Malaria inokuliert fortgereist sind und dann Blutspender für andere Kranke wurden. In allen diesen Fällen machen wir von der subkutanen Injektionsmethode Gebrauch.

In den wenigen Fällen, in denen wir die Impfung mit konserviertem Blut ausführen mußten, handelte es sich um eine Konservierungsdauer von etwa zwölf Stunden und da sind wir mit folgenden Methoden ausgekommen:

1. 5 cm³ Blut + 5 cm³ einer Lösung Natr. citrici 0,55, Natr. chlorati 0,35, Aqu. dest. 50,0 oder

2. 5 cm³ Blut + 5 cm³ einer Lösung Natr. citrici 2,5, physiol. Kochsalzlösung 50.

Wir lassen das Blut, ohne auf die Temperaturbedingungen besonderes Gewicht zu legen, transportieren und subkutan injizieren. Daß auf Sterilität geachtet werden muß, ist selbstverständlich.

Aus der Klinik Wagner-Jauregg wird von Horn und Kauders die Konservierung der Malariaplasmodien auf Blutagar als die sicherste und für lange Erhaltung der Plasmodien (über 48 Stunden) brauchbarste beschrieben. Die Technik ist im wesentlichen folgende: Flüssiges Agar wird mit defibriniertem Blut im Verhältnis 3:1 gemischt und in Eprouvetten in Schrägschicht ausgegossen und erkalten gelassen. Die Eprouvetten kommen durch mehrere Tage in den Brutschrank, um die Sterilität zu prüfen und das Kondenswasser abdunsten zu lassen. Die Röhrchen werden luftdicht abgeschlossen. Das plasmodienhaltige

Blut wird in sterilen Kölbchen aufgefangen und defibriniert und mit
diesem defibrinierten Blute werden die Blutagarröhrchen bis zur oberen
Grenze des Agars beschickt, steril verschlossen und im Eisschrank
bewahrt.

Verlauf der Impfmalaria

Nach der Inkubationszeit tritt das erste Fieber auf. Es gehen oft
diesem ersten Anfalle Prodromalerscheinungen voraus, die Kranken
fühlen sich matt, haben Kopfschmerzen, klagen über Ziehen in den
Gliedern; der Puls ist beschleunigt, klein und gespannt und unter mehr
oder minder heftigem Schüttelfrost steigt die Temperatur bis 39° und
höher. Das Fieber bleibt eine bis drei Stunden auf der Höhe. Der Puls
während des Fiebers ist groß und weich. Unter heftigem Schweißausbruch
sinkt die Temperatur, und es folgt die Latenzzeit, eine Periode, in der
sich die meisten Patienten vollständig wohl fühlen, dann kommt wieder
ein Fieberanfall, und so wechseln Fieber und fieberfreie Zeit ab.

Der Verlauf der Impfmalaria ist ein mannigfacher. Es kann der
erste Fieberanfall plötzlich, mit raschem Anstieg beginnen, oder es kann
die Temperatur langsam ansteigen. In vielen Fällen schließt sich an
das Eiweißfieber nach der Injektion eine Kontinua an, die einige Tage
dauert; bei anderen Fällen tritt eine mehr oder minder lange Pause
zwischen Eiweißfieber und Malariafieber ein. Dattner meint, daß
das Eiweißfieber sensibilisierend auf das Malariafieber wirke. Die Anfälle
können als Tertianatypus beginnen, um dann gewöhnlich nach dem
vierten oder fünften Anfall in einen kontinuierlichen Typus, den
Quotidianatypus, überzugehen. Es gibt Fälle, die nur in der Art der
Tertiana duplex fiebern oder mit diesem Typus beginnen und mit Tertiana-
fieber enden. Bei demselben Patienten kann der eine Anfall länger und
der andere kürzer dauern, es wechseln die Fieberhöhe und die Dauer
der Höchsttemperatur. Es kommen Beschleunigungen und Verzögerungen
im Auftreten der einzelnen Anfälle vor, anteponierendes bzw. post-
ponierendes Fieber. Es können diese Beschleunigungen und Verzögerungen immer gleichartig auftreten, so daß man jeden Anfall genau
im vorhinein bestimmen kann, oder es kommt in den Zeitverschiebungen
zu Unregelmäßigkeiten.

Bei 50 zum größten Teile der ersten Behandlungszeit ent-
stammenden Fällen ergaben sich folgende Befunde: Die niedrigste Höchsttemperatur, die ein Fall unter ihnen erreichte, war 40,7°, die höchste
Temperatur erlangte ein Patient mit 41,5°. Die durchschnittliche Dauer
eines Fieberanfalles variierte von fünf Stunden bis zu zehn Stunden. Das
fieberfreie Intervall dauerte am kürzesten 12 Stunden, am längsten
40 Stunden. Die durchschnittliche Gesamtfieberdauer betrug bei den
einzelnen Fällen 36 bis 120 Stunden. Von diesen Patienten fieberten
14 nach dem Quotidianatypus, 11 nach dem Tertianatypus; 12 begannen
mit Tertiana und beendeten das Fieber nach dem Typus der Quotidiana, 8 machten zu Beginn die Anfälle nach dem Quotidianatypus
mit, der dann in das Tertianafieber überging, 5 fieberten ganz unregel-

mäßig. Von den 50 Patienten waren 4 subkutan, alle anderen einmal intravenös geimpft worden.

In dem letzten Behandlungsjahr ist das anteponierende Tertiana-fieber der häufigste Fiebertypus, den wir beobachten können, obwohl fast ausschließlich zweimal inokuliert wurde.

Von 30 nacheinander geimpften Fällen aus dem Jahre 1926 haben 20 nach dem Tertianatypus gefiebert, 9 begannen mit Quotidiana und gingen in Tertiana über und 1 Patient fieberte nach dem Typus der Quotidiana. Von diesen Patienten wurden 26 zweimal und 4 einmal intravenös inokuliert. Das Intervall zwischen je zwei Einimpfungen war zwei bis neun Tage. Das Fieber trat nach der zweiten Inokulation in 12 Fällen nach einem Tag, in 8 Fällen nach zwei Tagen, in 3 Fällen nach drei Tagen und in 3 Fällen nach vier Tagen auf. Unter diesen 30 Fällen fieberten 11 bis 41,0° und 19 über 40,0°. Die höchste Temperatur, die man an dem Material der Klinik Finger beobachten konnte, war 42,6°.

Ein spontanes Abklingen des Fiebers nach dem fünften, sechsten oder siebenten Anfalle war nur ausnahmsweise zu sehen. Bei mehreren Kranken, welche nur drei- bis fünfmal fieberten, war anamnestisch eine natürliche Malaria zu erheben; sie hatten eine relative Immunität. Diese relative Immunität konnten wir auch bei einige Monate nach der ersten Malariakur Reinokulierten sehen; sie fieberten nicht mehr so hoch und nicht so oft.

Man kann in den meisten Fällen nicht mehr eine Impf-malaria ein zweites oder drittes Mal mit derselben Höhe des Fiebers und derselben Anzahl von Anfällen wie das erste Mal erzeugen.

Die reichhaltige Polymorphie des Fieberablaufes bei der Impf-malaria erklären Dörr und Kirschner mit der Mannigfaltigkeit des Parasitenbildes, das bei der Impfmalaria gefunden wird. Man findet in den Präparaten die verschiedensten Parasitenformen, alle Übergänge von jungen bis zu reifen Stadien. Obwohl wir eine Änderung des Parasiten-bildes nur in der Hinsicht bemerken konnten, daß in der ersten Zeit wenig reichlich Gameten nachweisbar waren, die später in den Präparaten überhaupt nicht mehr gefunden werden konnten, scheint doch der Fieber-verlauf ein gleichartigerer geworden zu sein.

Parasitenzahl und Leukozytenbild erreichen nach den Unter-suchungen von Schilling und seinen Mitarbeitern parallel ihren Höhe-punkt. Es kommt nach den Untersuchungen dieser und anderer Autoren bei jedem Anfalle zu einer neutrophilen Kampfphase, zu einer mono-zytären Abwehr- oder Überwindungsphase und einer lymphozytär-eosinophilen Heilphase.

Die Wassermann-Reaktion wird bei Patienten, die mit negativen oder inkomplett positiven Reaktionen in die Malariakur treten, mit wenigen Ausnahmen immer positiv, auch bei nicht luetischen Patienten. Warum die Impfmalaria im Gegensatze zur natürlichen Malaria mit solcher Regelmäßigkeit zur positiven Wassermann-Reaktion führt, entzieht sich unserer Beurteilung. Nach den Erfahrungen R. Müllers und Horns werden die Wassermann- und die Ballungsreaktion früher positiv als die Flockungsreaktion nach Meinicke und auch später negativ als diese.

Über die verschiedenen Theorien der Wassermann-Reaktion und ihre Zusammenhänge mit der Wirksamkeit der Impfmalaria wird an anderer Stelle berichtet. Ob die guten therapeutischen Erfolge der Malariatherapie mit dem positiven Ausfalle der Wassermann-Reaktion zusammenhängen, wie der nächstliegende Gedanke wäre, kann so lange nicht entschieden werden, als über das Wesen der positiven Wassermann-Reaktion keine Klarheit besteht.

Wir lassen einen Patienten, ohne Rücksicht auf das Krankheitsalter, mit negativem Liquorbefund achtmal und mit positivem Liquorbefund neun- bis zehnmal fiebern, wobei wir zum ersten Fieberanfall jenen rechnen, bei dem die Höchsttemperatur mindestens 39° beträgt. Wir sind selten in die Lage gekommen, vor Erreichung dieser Anzahl von Fieberanfällen wegen bedrohlicher Geschehnisse die Malaria kupieren zu müssen.

Die meisten Patienten überstehen die Krankheit ohne besondere Beschwerden, fast alle nehmen aber an Gewicht ab. Diese Gewichtsabnahme, die 7 kg und mehr betragen kann, ist als ein bedeutsamer Faktor in der Malariatherapie anzusehen, wie bereits Kyrle hervorgehoben hat.

An der Klinik Finger ist es die Regel, daß die Temperatur der Kranken während des Fiebers stündlich und während der Intermission vierstündlich gemessen wird. Zur Kontrolle des Körpergewichtes wird jeder Patient einmal in der Woche gewogen.

Den Gewichtsverlust bringen die meisten Kranken in ein bis zwei Wochen wieder ein, viele erreichen sogar ein größeres Gewicht, als sie vor der Kur gehabt hatten. Im allgemeinen erholen sich die Patienten während der Salvarsannachbehandlung sehr rasch, was vielleicht auch auf das Arsen zurückzuführen ist, und gleich anderen Beobachtern hören auch wir häufig von den zur Nachbehandlung Erscheinenden, sie fühlen sich „wie neugeboren". Es ist oft erstaunlich, welche Veränderung im ganzen Wesen bei manchem Kranken nach der Malariabehandlung eintritt. Am deutlichsten scheint diese günstige körperliche Beeinflussung bei älteren Luetikern zu erfolgen, die aus Furcht vor Paralyse oder sonstigen Nervenkrankheiten ins Krankenhaus kommen und dann wegen eines positiven Liquorbefundes die Malariakur mitmachen.

In manchen Anstalten werden die Malariakranken absichtlich mit den an anderen Krankheiten Leidenden zusammengelegt, weil man ihnen das Besondere ihrer Behandlung nehmen will. An der Klinik Finger werden die Malariker gemeinsam in gesonderten Räumen untergebracht, und es wurde damit die beste Erfahrung gemacht. Die Patienten ertragen besser die Unannehmlichkeiten ihrer Erkrankung und das Pflegepersonal kann leichter den oft schwierigen Dienst versehen.

Kupierung der Malaria

Nach acht bis neun Anfällen wird die Malaria mit Chinin abgeschlossen. Wir injizieren während oder nach dem letzten Anfalle von einer 10%igen Chininum-bisulfuricum-Lösung 5 cm³ intravenös je einmal in der Früh und abends (Intervall etwa 8 Stunden); am nächsten Tage bekommt der Patient Neosalvarsan 0,3 g oder 0,45 g, je nach seinem Körperzustand, und am dritten Tage werden wieder früh und abends je 5 cm³ der vorhergenannten Lösung eingespritzt. Die Injektion muß langsam gemacht werden, um Zufälle von seiten des Herzens zu vermeiden und den rauschähnlichen Zustand, der bei intravenösen Chininverabreichungen zu entstehen pflegt, zu mildern.

Es ist wohl darauf zu achten, daß die Injektion nicht paravenös gemacht wird, weil sonst schwere, tiefgehende, äußerst schmerzhafte Nekrosen die Folge sind. Man kann zwecks leichterer Verträglichkeit der Chininlösung 5% Uretan zusetzen. Bei sachgemäßer Ausführung der Injektion haben wir nie Thrombenbildung in den Venen auftreten gesehen.

Bis auf einen einzigen Patienten gelang es uns in jedem Fall auf die beschriebene Weise die Malaria zum Abschluß zu bringen. Dieser eine chininresistente Fall wurde mit Antimosan erfolgreich behandelt.

Manchmal kommt es nach der ersten Chininjektion noch zu einer Fieberzacke; wir haben den Eindruck, daß das Auftreten von derartigen Nachzacken häufiger sei bei Patienten, welche zweimal inokuliert wurden, als bei solchen, die nur einmal oder subkutan eingeimpft worden sind. Das kann natürlich von Bedeutung sein, wenn man beispielsweise aus einem bedrohlichen Anlasse die Malaria so rasch als möglich abschließen muß.

Die intravenöse Art der Chinindarreichung haben wir uns deshalb zu eigen gemacht, um die sichere Kupierung der Malaria in der Hand zu haben, denn der weitaus größte Teil der Patienten verläßt nach der Malariabehandlung die Klinik und unterzieht sich ambulatorisch der Salvarsannachbehandlung. Nun wissen wir, daß viele entweder aus Indolenz oder weil sie auswärts ihren Arbeitsplatz haben, unregelmäßig oder überhaupt nicht zur Nachbehandlung erscheinen, also auch unzuverlässig für die orale Chininverabreichung sind.

In den seltenen Fällen, in denen wir intern Chinin geben, lassen wir Chinin muriatic. 0,5 g drei Tage nacheinander je zweimal und vierzehn Tage je einmal nehmen (Gesamtmenge 10 g). In letzter Zeit gaben wir in einigen Fällen als internes Mittel Plasmochin (ein synthetisch hergestelltes Chinolinderivat) nach den Erfahrungen von Sioli und Mühlens: dreimal täglich 0,02 (Tabletten) während fünf Tagen, dann drei Tage Pause, dann weiters vier Tage Plasmochin, und unter Einhaltung dieser Pausen wurde die Behandlung vier bis sechs Wochen fortgesetzt.

Nach den Berichten Gerstmanns wird an der Klinik Wagner-Jauregg eine Gesamtchininmenge von nur 5 g in der Weise intern verabreicht, daß in den ersten drei Tagen 0,5 g Chinin bisulfuricum zweimal täglich, dann an den folgenden Tagen je einmal täglich gegeben werden.

Gerstmann brachte auch mit 1,0 bis 3,0 g die Impfmalaria zum Abschlusse, rät aber selbst ab, unter die Gesamtmenge von 5 g zu gehen, weil man mit einer Verschiedenheit in der Reaktion des kranken Körpers auf das Chinin rechnen muß.

An der Klinik Finger wurde kein einziger Fall von Malariarezidiv beobachtet. Ein einziger Fall war, wie schon früher oben erwähnt, chininresistent.

Zwischenfälle bei der Malariabehandlung

Zur Behandlung mit Impfmalaria darf nur eine bakteriologisch einwandfrei als Tertiana festgestellte Malaria verwendet werden. Die in der Literatur veröffentlichten Todesfälle nach Tropikaimpfung machen es jedem Therapeuten zur Pflicht, wiederholte und genaueste Untersuchungen anzustellen, bevor ein unbekannter Stamm zur Verwendung kommt.

Die Impfmalaria ist gutartiger als die natürliche Malaria. Der Hauptunterschied zwischen den beiden besteht in der Gefahrlosigkeit der ersten für die Umgebung, da sie, wie die Versuche von Barzilei und Kauders gezeigt haben, durch Anopheles nicht übertragbar ist, und dann in ihrer großen Chininempfindlichkeit. Wir haben jederzeit die Möglichkeit, das Fieber zu kupieren und, ohne Rezidive befürchten zu müssen, zum sicheren Abschlusse zu bringen.

Für jeden, der sich mit dieser Therapie beschäftigt, ist die genaue Kenntnis des Krankheitsverlaufes und der dabei — wenn auch selten — vorkommenden Zufälle eine unerläßliche Voraussetzung. Die Malariabehandlung stellt an den Körper des Patienten große Anforderungen, und es ist daher schon bei der Auswahl des Patientenmaterials auf alle hiebei eintretenden Möglichkeiten Bedacht zu nehmen.

Wir haben es uns zum Prinzip gemacht, jeden Kranken vor der Kur intern untersuchen zu lassen, und es werden an der Klinik Finger Patienten mit Erkrankung des Herzmuskels, der Aortenklappen oder an Aneurysma Leidende von der Behandlung ausgeschlossen, ebenso Phthisiker und Kachektische. Patienten mit isolierter Erkrankung der Aorta stellen wir unter die Kontrolle des Internisten und geben ihnen gleich vom Beginn der Behandlung an zweimal täglich je 10 Tropfen Digipurat oder zweimal 10 Tropfen Tinct. Strophanthi. Gravidität war kein Ausschließungsgrund für die Malariabehandlung. Ein besonderer Absatz berichtet ausführlich über die Indikationen dieser Behandlung bei schwangeren syphilitischen Frauen. Bei fettleibigen Patienten ist besondere Vorsicht am Platze. Wir hatten zweimal Gelegenheit, solche Patienten während eines Anfalles kollabieren zu sehen, konnten sie aber leicht mit Hexeton und Koffein wieder zu sich bringen und dann die Malaria beschließen. Wir geben jetzt bei fettleibigen Patienten vor jedem zu erwartenden Anfall Ol. camphoratum oder Hexeton.

Die häufigsten Beschwerden der Patienten sind Appetitlosigkeit und Kopfschmerzen, seltener Schmerzen in den Armen und Beinen.

Die letzteren sind besonders heftig bei Tabikern und bei Patienten mit Nervenlues; die Kranken klagen über unerträgliche Schmerzen und verlangen den Abschluß der Behandlung.

Bei vielen Kranken, insbesondere Frauen, werden die Fieberanfälle durch Erbrechen eingeleitet, das sich während des Anfalles wiederholt und erst nach dem Fieberablauf zum Stillstand kommt. Gegen diese und die früher genannten Beschwerden geben wir prophylaktisch vor dem Anfalle Domopon oder Pantopon.

In anderen Fällen treten während des Fiebers Diarrhöen auf, die durch Opiate gut beeinflußbar sind. Man muß Patienten mit Erkrankungen des Magen-Darm-Traktes unter Milchdiät stellen.

Viele Kranke klagen über stechende Schmerzen in der Milzgegend, und sehr häufig ist palpatorisch und perkutorisch eine Vergrößerung der Milz konstatierbar. Jagić und Spengler konnten bei ihrem Krankenmaterial in etwa der Hälfte der Fälle klinisch Milzvergrößerungen feststellen, und Bachmann hat aus der Literatur fünf Fälle, inklusive seinen eigenen Fall, von spontaner Milzruptur zusammenstellen können. In jedem der drei Fälle, die von der Klinik Finger zur Autopsie kamen, war ein Milztumor nachweisbar.

Über Leberveränderungen während der Anfälle von Impfmalaria ist nicht viel bekannt. Wir selbst beobachteten öfter eine mäßige Lebervergrößerung, wobei das Organ weich, nicht wesentlich druckschmerzhaft war, Erscheinungen, die spontan zurückgingen. In einigen Fällen beobachteten wir teils während, teils nach den Malariaanfällen das Auftreten eines Ikterus, dessen Intensität ebenso wie die Dauer ganz wesentlich schwankte. Bezüglich der Pathogenese dieses Ikterus ist nichts Sicheres bekannt. Nur das eine kann behauptet werden, daß hämolytische Prozesse keine Rolle spielen. Ob eine Leberzellschädigung vorliegt oder ob es sich um ein zufälliges Hinzutreten eines Ikterus simplex handelt, werden weitere Untersuchungen, die bereits im Gange sind, zeigen.

In vier Fällen bekamen die Patienten während eines Fieberanfalles Nasenbluten, das bald verging und sich auch nicht bei jedem Anfalle wiederholte. Nur bei einem Falle war das Nasenbluten so stark, daß eine Tamponade der hinteren Nase ausgeführt werden mußte. Mühlens und Kirschbaum haben zweimal tödliche Blutungen aus den Schleimhäuten, freilich bei marantischen Individuen, beobachten können.

Am häufigsten kann man das Auftreten von Herpes nasalis und labialis, seltener von Herpes progenitalis sehen; ob ein urtikarielles und ein dem Erythema multiforme ähnliches Exanthem, das wir während der Malaria auftreten sahen, mit dieser in Zusammenhang zu bringen ist, können wir nicht entscheiden. Es ist das Entstehen solcher Hauterscheinungen bei Malaria allerdings beschrieben worden.

Ödeme sehen wir gelegentlich sich nach einigen Fieberanfällen an den unteren Extremitäten bilden. Scherber, der über Auftreten von Lokalödemen bei Impfmalaria berichtet, macht besonders auf die Gefahren eines Auftretens von Larynxödem aufmerksam. Wir haben an dem großen Material der Klinik bisher kein solches gesehen.

Bei zunehmender Anämie oder heftig auftretendem oder sich wiederholendem Singultus ist die Kupierung der Malaria in Betracht zu ziehen.

Die Klinik hat drei Fälle während der Impfmalaria durch den Tod verloren: Eine 41jährige Frau mit mehr als 15 Jahre alter Lues, positivem Liquor, die drei Tage nach Abschluß der Fieberperiode plötzlich gestorben ist. Die Sektion ergab ein marantisches Herz. Der zweite Fall betraf eine 60jährige Frau mit Tabes; Liquor stets hochpositiv. Die Frau starb während des dritten Fieberanfalles unter den Symptomen von Herzinsuffizienz. Der dritte Fall war ein Mann, 56 Jahre alt, beginnende Taboparalyse und Aortitis, hochpositiver Liquor. Er starb unter heftigen Magenbeschwerden nach dem sechsten Fieberanfall. Obduktionsbefund: Myodegeneratio cordis.

III. Der Wirkungsmechanismus der Malariatherapie

Das wirksame Prinzip, das der Malariatherapie zugrunde liegt, ist heute noch nicht bekannt. Versuche, es zu erklären, wurden von mehreren Autoren unternommen.

Experimentelle Untersuchungen über den Wirkungsmechanismus der Malariatherapie stellten Hoff und Silberstein an. Die Autoren fanden, daß der Gehalt der Bakteriotropine für Staphylo-, Streptokokken und Kolibazillen im Serum bereits im ersten Anfall, im Liquor erst im dritten Anfall steigt, im fünften Anfall seine Höhe erreicht und sie auch in der Remission behält. Im Verlaufe der Malaria treten Typhusbzw. Choleraagglutinine aus dem Blut in den Liquor über. Besonders bemerkenswert ist die Feststellung, daß Liquor und Leukozyten mit Malaria behandelter Fälle, wenn sie zwei Stunden auf Spirochäten einwirken, diese unbeweglich machen und schließlich zerstören, während Liquor und Leukozyten unbehandelter Fälle unter den gleichen Versuchsbedingungen keinen merklichen Einfluß auf die Spirochäten ausüben. Besonders deutlich ersieht man den schädigenden Einfluß von Liquor und Leukozyten behandelter Fälle auf Spirochäten aus den Überimpfungsversuchen. Diese ergaben nämlich, daß luetische Hodenpartikelchen, die der Einwirkung von Liquor und Leukozyten behandelter Fälle unterlagen, auf Kaninchen überimpft, nicht angingen, während sie dann, wenn sie unter den gleichen Bedingungen mit Liquor und Leukozyten unbehandelter Fälle zusammengebracht wurden, vollkommen infektionstüchtig blieben.

Das auffallendste Symptom der Malaria, das Fieber, wird von den einzelnen Autoren verschieden gewertet, von ihrer Mehrzahl aber nur als ein unterstützendes Agens in der Reihe der wirksamen Vorgänge, nicht aber als das hervorragendste angenommen.

Eine Gruppe von Autoren möchte die Malariatherapie nur als eine unspezifische Reiztherapie auffassen. Zu diesen gehört R. Müller, welcher meint, daß es unter der Einwirkung der Malaria zu einer vasodilatatorisch bedingten Erweiterung der Gefäße im Krankheitsherd kommt, analog wie dies bei der sonstigen Proteinkörpertherapie der Fall ist. Diese Erweiterung der Gefäße hat eine bessere Blutversorgung und Durchspülung der erkrankten Partien zur Folge, so daß jetzt therapeutisch verabreichte Mittel leichter in den Herd gelangen können als vorher. Außerdem führt diese Gefäßerweiterung zu einer erhöhten Transsudation in das erkrankte Gebiet, hat aber auch umgekehrt eine stärkere Resorption daselbst zur Folge. Deshalb schlägt Müller vor, in Fällen von frischer Lues, wo die Malariatherapie angewendet wird, zuerst möglichst gründlich zu sterilisieren, da die erhöhte Resorption so zahlreicher Spirochätendepots Gefahren in sich birgt. Ebenso nehmen Reese und Peter eine parasympathisch bedingte Erweiterung der Gefäße im Infiltrat an. Als eine wichtige Folge dieses Vorganges betonen sie einerseits die erhöhte Transsudation, die auch einen Übertritt von wirksamen Substanzen aus dem Blut in den Herd bedingt, und anderseits die lokale Leukozytose.

Umgekehrt nimmt Pötzl eine Dichtung der Gefäße durch die Malariatherapie an. Nach seinen Vorstellungen ist die Paralyse das Produkt einer bestimmten Reaktion zwischen Spirochäten und Hirnsubstanz, die nur dann eintritt, wenn ein bisher noch unbekannter Eiweißkörper aus dem Blute durch die geschädigte Gefäßwand in den Krankheitsherd eindringen kann und den Prozeß katalysiert. Durch die Malaria wird die Gefäßwand wieder derart gedichtet, daß sie für diesen Eiweißkörper nicht mehr durchlässig ist. Einen Beweis für seine Annahme sieht Pötzl darin, daß die Hämolysinreaktion, die bei der Paralyse positiv ist, nach dem Ablauf der Malaria negativ wird.

Schilling, der in Gemeinschaft mit Jossmann, Hoffmann K., Rubitschung, van der Speck sehr eingehende Untersuchungen über das morphologische Blutbild bei der experimentellen Malaria anstellte, kommt auf Grund der Blutbilder zur Ansicht, daß die Malaria prinzipiell als unspezifische Reiztherapie wirkt, wobei jedoch der gesetzte Reiz eine derartige Intensität erreicht, wie sie durch die übrigen Methoden niemals erreicht werden konnte. Durch die Malaria wird eine weitgehende Umstimmung im Organismus erzielt.

Eine andere Gruppe von Autoren faßt mehr eine spezifische Wirkung der Malaria ins Auge. So zum Beispiel nimmt Weygandt an, daß es durch die Malariainfektion zu einer erhöhten spezifischen Antikörperbildung kommt, die aber nicht nur gegen die Plasmodien, sondern auch gegen die immunologisch ähnlichen Spirochäten gerichtet sind. Ebenso nimmt Kirschbaum eine erhöhte Abwehrtätigkeit an, wobei er die Möglichkeit in Erwägung zieht, daß der Organismus auf Plasmodien und Spirochäten im Sinne einer Gruppenreaktion reagiert.

Ohne die Annahme einer Reizkörperkomponente wird man schwerlich auskommen, auch wenn man daneben eine gruppenspezifische Antikörperbildung gelten läßt. Für die Auffassung der Malariatherapie als unspezifische Reiztherapie, unter deren Einwirkung es vorerst zu einer Zunahme der Entzündung im Krankheitsherd kommt (R. Müller), sprechen unter anderem die Untersuchungen Horns, der neben der Verstärkung der Wa.R. einen Anstieg der Leukozyten im Liquor fand. Ebenso sprechen die Untersuchungen Schillings, aus denen folgt, daß das hämatopoetische System auf die Malaria prinzipiell in gleicher Weise, wenn auch wesentlich stärker, wie auf das parenteral applizierte Protein reagiert, für die Auffassung als Reiztherapie. Wir glauben anderseits aber nicht, daß der Unterschied zwischen der Malariatherapie und der Reizkörpertherapie bloß ein gradueller ist. Denn wir sehen in manchen Fällen, wo die Malaria aus irgendwelchem Grunde vorzeitig kupiert wurde, z. B. schon nach drei Fieberanfällen, trotzdem eine gute Beeinflussung des Liquors, wie sie durch eine viel höhere Anzahl von Fieberreaktionen nach parenteralen Proteingaben nur selten zu sehen ist. Deshalb möchten wir annehmen, daß hier auch eine spezifisch eingestellte Komponente zur Wirkung kommt. Der Verlauf beider Krankheiten hat einzelne gemeinsame Symptome, die die Vermutung gestatten, daß zwischen den Erregern eine genügende Verwandtschaft besteht, um auch bei der Organabwehr einzelne gemeinsame Reaktionen annehmen zu dürfen.

So haben beide Krankheiten, Lues und Malaria, ein ganz ähnliches Blutbild. In beiden Fällen erreichen die Mononukleären eine Höhe, wie sie nur bei wenigen anderen Infektionskrankheiten zu finden ist. Wir möchten dies als den Ausdruck eines gleichen oder mindestens ähnlichen Reizes auf den Organismus deuten.

Beide Krankheiten geben eine positive S.Wa.R. Nach der Auffassung von Weil und Braun, die neuerlich von Sachs, Klopstock und I. Weil eingehender begründet wurde, handelt es sich um Antikörperbildung gegen körpereigene Substanzen, nach der Ansicht Bergels um Antikörper gegen Spirochäten, nach der Ansicht von J. Schuhmacher zwar um Antikörper gegen körpereigene Lipoproteide, die jedoch auch gegen die körperfremden Lipoproteide der Spirochaeta pallida eine Abwehrtätigkeit entfalten. Nach der ersten Theorie wäre durch die positive S.Wa.R. keine besondere Abwehr gegen den Erreger angedeutet, sondern nur im allgemeinen ein intensiverer Abbau von Körpergewebe angezeigt, der als Reiz wirken könnte. Im zweiten Falle würde die positive S.Wa.R. eine gewisse immunbiologische Verwandtschaft zwischen den Plasmodien und der Spirochaeta pallida ausdrücken, die eine Abwehrwirkung der Plasmodienantikörper auch gegen die Spirochaeta pallida beinhalten könnte. Nach der Theorie von J. Schuhmacher wäre die Malariatherapie einerseits nur ein Spezialfall der (im bakteriologischen Sinn unspezifischen) Immunisierung mit körpereigenen (Erythrozytenzerfall) sowie körperfremden (abgestorbene Plasmodien) Lipoproteiden, aber die positive S.Wa.R. würde eine besonders reichliche Bildung von Fermenten gegen Lipoproteide anzeigen, welche Fermente nach der Theorie Schuhmachers auch gegen die Lipoproteide der Spirochäten wirksam wären.

Diese Theorien sind hier angeführt, weil sie im Mittelpunkt des Interesses stehen. Es ist demnach eine durch die Plasmodien angeregte spezifisch eingestellte Abwehr gegen die Spirochäten möglich. Entschieden kann die Frage erst werden, wenn über die Bedingungen, die zur positiven S.Wa.R. führen, Klarheit herrscht.

Als Bildungsstätte für Antikörper wird bei der Lues von vielen Autoren die Milz in Betracht gezogen. Dieses Organ spielt auch eine bedeutende Rolle im Abwehrkampfe des Organismus gegen die Plasmodien. Nocht, Mayer, Mühlens beobachteten Fälle, bei denen eine Exstirpation der Milz bei Malariakranken zum Exitus oder aber zu schweren Rezidiven der Krankheit führte. Nocht und Werner bemerkten, daß in den Fällen, wo die Malaria einen besonders schweren Verlauf nimmt oder chininresistent ist, die Erscheinungen von seiten der Milz nur gering waren. Auch bei der experimentellen Malaria finden wir Erscheinungen von seiten der Milz. Abgesehen von den subjektiven Beschwerden, den Milzschmerzen, kann man in zahlreichen Fällen einen Milztumor nachweisen. Es ist vorstellbar, daß die Malaria mit der Bildung der Antikörper gegen die Plasmodien auch die Abwehrkräfte der Milz gegen die Spirochäten steigert.

Warstadt macht auf die Übereinstimmung vieler bei der Malaria und Paralyse beobachteten objektiven und subjektiven Symptome nervöser und psychischer Art aufmerksam, die an eine Gruppenreaktion der Antikörper gegen Malaria und Paralyse denken lassen.

Als letztes sei noch erwähnt, daß das Salvarsan nicht nur bei Lues, sondern auch bei der Malaria mit Erfolg verwendet werden kann.

Die angeführten Argumente können natürlich keineswegs als Beweis für die aufgestellte Behauptung gelten, sollen aber in ihrer Gesamtheit die Vorstellung, daß die Abwehr im Organismus gegen Spirochäten und Plasmodien im Sinn einer Gruppenreaktion aufgefaßt werden kann, stützen.

Nach dem Ausgeführten ist die Malariatherapie eine Reiztherapie im weitesten Sinne des Wortes, und so wird es verständlich, daß die mit ihr erzielbaren Erfolge auch hier vom Verhalten des Organismus abhängen und danach ausfallen werden, wie weit er auf die neue Infektion reagiert.

Die Malaria vermag es vielleicht mit ihrem akuten Einsetzen und ebensolchen Verlauf, den Organismus heftiger zur Abwehr anzureizen als die chronisch verlaufende Lues und deshalb in manchen Fällen, wo die Mitarbeit des Organismus bei der Abwehr gegen die Spirochäten durch andere Mittel nicht oder ungenügend zu erreichen ist, noch zu einem Erfolg zu führen.

IV. Statistik

Von der Gesamtzahl der an der Klinik Finger seit 1922 mit Malaria-Salvarsan behandelten Fälle sind in die hier zusammengestellte Statistik, die schon die Grundlage für unsere Erörterung auf der

deutschen Naturforscher- und Ärztetagung in Düsseldorf 1926 bildete,
nur diejenigen aufgenommen worden, welche einer Dauerbeobachtung unterzogen werden konnten; wir verstehen darunter
eine Beobachtungsdauer die bis vier Jahre (durchschnittlich zwei Jahre)
beträgt.

Diese Beobachtungszeit ist für die endgültige Beurteilung der
Wirksamkeit einer antisyphilitischen Behandlungsmethode, für die
mit Recht eine zehn- bis zwanzigjährige Evidenzhaltung des Patientenmaterials gefordert wird, viel zu kurz. Einen teilweisen Ersatz für die
Erfüllung dieser Forderung kann man dadurch erzielen, daß man
möglichst viele und vor allem therapeutisch refraktäre Fälle der zu
prüfenden Methode unterzieht und die Erfolge vergleicht. Dies ist an
der Klinik Finger geschehen, und die bisherigen Ergebnisse sind in
dieser Statistik zusammengefaßt worden.

Was das Alter der Patienten anbelangt, so wurden alle Alters-
stufen von einem halben bis etwa zum 65. Jahre und in jedem
Krankheitsstadium in die Behandlung eingestellt.

In besonderen Kapiteln werden die therapeutischen Erfolge der
Malariabehandlung bei Graviden, bei kongenitaler Lues und bei Mesaortitis besprochen.

Das Krankenmaterial ist zwecks leichterer Übersicht in zwei
Gruppen eingeteilt worden. In der einen Gruppe wird die Beeinflussung des positiven Serums und in der zweiten die Wirksamkeit
der Malariatherapie auf den pathologischen Liquor besprochen.

Dementsprechend sind hier zwei Tabellen eingereiht, eine, welche
die Behandlungserfolge in bezug auf das Serum, und eine, die die Wirksamkeit der Malariatherapie auf den Liquor zeigt. Da der Effekt der Behandlung je nach dem Krankheitsalter ein verschiedener ist, so wurde
das Material in zwei Teile (ein bis zwei Jahre alte und über zwei Jahre
alte Syphilis) geschieden. Außerdem erschien es wichtig, die Lues nervosa
besonders herauszuheben. Es sei betont, daß neben der Dauerbeobachtung
auch das Ausmaß der Behandlung berücksichtigt werden mußte,
da die Beurteilung der Erfolge einer Therapie nur dann möglich ist,
wenn diese einheitlich geführt wurde, weil ein verschiedenes Behandlungs-
ausmaß auch verschiedene Erfolge zeitigen wird.

Die Tabellen bieten nur eine allgemeine Übersicht; den entsprechenden Kapiteln sind detaillierte statistische Aufstellungen bei-
gegeben.

Die hier als günstig beeinflußt angeführten Fälle sind solche,
bei denen die vorher positiven Reaktionen negativ geworden
oder abgeschwächt sind.

Als Serorezidiv könnte der Fall XXI aufgefaßt werden, der im
Abschnitt Rezidive und Reinfektionen näher besprochen wird. Sonst
wurde kein Serorezidiv beobachtet.

Tabelle 1. Beeinflussung der Serumbefunde durch die Malariabehandlung

Alter der Lues	Dauer-beobach-tung	Serum vor der Behand-lung positiv	Serum nach der Behandlung				Klinische Rezidive	
			günstig beeinflußt		unbeeinflußt			
1 bis 2 Jahre	240	232	230	99,1%	2	0,9%	3	1,3%
über 2 Jahre	127	118	104	88,1%	14	11,9%	—	
Lues ner-vosa P. p. incip.	29	29	22	75,8%	7	24,2%	—	
Lues ner-vosa Tabes	45	43	42	97,7%	1	2,3%	—	
Lues ner-vosa Lues cerebri	60	55	45	81,9%	10	18,1%	—	
Summe...	501	477	443	92,9%	34	7,1%	—	

Tabelle 2. Beeinflussung der Liquorbefunde durch die Malariabehandlung

Alter der Lues	Dauer-be-obachtung	Liquor vor der Behandlung positiv	Liquor nach der Behandlung			
			günstig beeinflußt		unbeeinflußt	
1 bis 2 Jahre	240	54	54	100%	—	—
über 2 Jahre	127	79	78	98,7%	1	1,3%
Lues nervosa P. p. incip.	29	29	28	96,6%	1	3,4%
Lues nervosa Tabes	45	45	45	100%	—	—
Lues nervosa Lues cerebri	60	60	59	98,3%	1	1,7%
Summe...	501	267	264	98,9%	3	1,1%

V. Der Einfluß der Malariakur auf die Seroreaktionen bei Lues

Die Seroreaktion bei Lues

Die Serodiagnose der Lues ist heute ein selbständiger Zweig der Wissenschaft geworden. Uns steht nicht nur die Komplementbindungsreaktion nach Wassermann zur Verfügung, deren Technik bereits so ausgezeichnet ausgearbeitet ist, daß das positive Resultat, in verläßlichen Instituten erhoben, beweisend für eine luetische Infektion ist, sondern auch die Flockungsreaktionen verschiedener Autoren,

z. B. Meinickes, Sachs-Georgis und vor allem die Ballungsreaktion R. Müllers, die nicht nur den Vorzug äußerster Empfindlichkeit besitzt, sondern auch den großen Vorteil bietet, daß das Resultat unzweideutig abgelesen werden kann, so daß subjektive Täuschungen schwer möglich sind.

Die serologischen Untersuchungen bei den Patienten der Klinik wurden in dem unserer Klinik angegliederten Institute R. Müllers mindestens nach Wassermann (aktiv und inaktiv) und Meinicke (D.M. und M.T.R.), in den letzten zwei Jahren auch mit der Müllerschen Ballungsreaktion, ausgeführt. Die Beurteilung erfolgte in der Art, daß jene Fälle als positiv bezeichnet wurden, die in allen Reaktionen positiv waren, diejenigen als negativ, bei denen alle Reaktionen einen negativen Befund ergaben. Die Befunde mittelstark, schwachpositiv oder Spuren bedeuten, daß entweder alle Reaktionen nicht den vollen positiven Stärkegrad geben oder aber eine Diskrepanz zwischen den Ergebnissen der verschiedenen Methoden, so daß z. B. die Wassermannsche Reaktion gerade noch angedeutet positiv oder ganz negativ ist, während die anderen Reaktionen, Meinicke und Ballung, positiv sind.

Im sekundären Stadium der Lues — biologisch kann man auch die Sklerosen mit positivem Serumbefund hier einreihen — bedeutet die positive S.Wa.R., daß hier ein Abwehrkampf des Organismus gegen die Spirochäte stattfindet und Antikörper gebildet werden. Nach den Vorstellungen Finger-Kyrles ist die Mitarbeit des Gewebes wesentlich und soll durch die Therapie nicht nur nicht gelähmt, sondern nach Möglichkeit unterstützt werden. Es ist nicht das Ziel der Behandlung, eine positive S.Wa.R möglichst rasch auf negativ zu bringen, denn das bedeutet in den meisten Fällen nur eine Kampfpause, nicht aber einen Sieg des Körpers über die Spirochäten, wie es sich in den bald wieder auftretenden Rezidiven zeigt. Bei dem hohen Stande der Chemotherapie ist es kein Problem mehr, eine positive S.Wa.R. im Frühstadium der Lues zu beeinflussen. Aber das Bestreben einer Therapie sind nicht Augenblicks-, sondern Dauererfolge.

Folgt man diesem Gedankengang, so wird man es anstreben, daß die S.Wa.R. während der energischen Behandlung durch die gleichzeitig mitwirkende Fiebertherapie möglichst lange positiv erhalten oder immer wieder von neuem provoziert wird, als Ausdruck dafür, daß hier die Defensine dauernd erhalten und gegebenenfalls neuerlich angeregt werden.

Tatsächlich sieht man bei der kombinierten Malaria-Neosalvarsan-Kur eine größere Persistenz der positiven S.Wa.R., die die Therapie überdauern kann. Wir erwähnten schon bei der Mirion-Salvarsan-Therapie, einer Reiztherapie, daß die positive S.Wa.R. nicht geradlinig in ihrer Intensität abnimmt, sondern Schwankungen zeigt und oft erst wochenlang nach der durchgeführten Behandlung vollkommen negativ wird.

Viel stärker noch als dort ist dies bei der Malariakur ausgeprägt. Da die Patienten vor der Inokulation schon 3 g Neosalvarsan bekommen haben, so waren ihre Serumbefunde zur Zeit der Malariaeinimpfung oft bereits schwach positiv oder sogar negativ. Während des Fiebers wurde die bereits schwache Reaktion wieder verstärkt und war nach der Entfieberung oft komplett positiv.

Diesen positiven Reaktionsumschlag darf man wohl nicht auf die Malariainfektion, die ja, wie bereits näher angeführt, auch eine positive S.Wa.R. gibt, beziehen. Denn die Erfahrungen haben gelehrt, daß die positive S.Wa.R. der Malaria bei den Fällen, wo keine Lues vorlag und die aus anderen Gründen einer Malariakur unterzogen wurden, nach entsprechender Chinintherapie sehr rasch, oft schlagartig negativ wird.

Im Gegensatz dazu war die positive S.Wa.R. nach der Malaria in der Überzahl unserer Fälle schwerer zu beeinflussen als vorher, und nur wenige Patienten waren nach der neuerlichen Behandlung mit Salvarsan wieder negativ. Auch größere Mengen von Salvarsan vermochten nicht immer die Reaktion negativ zu machen. Es dauerte oft Wochen, manchmal sogar Monate, bis die S.Wa.R. negativ wurde. Wir glauben diese Tatsache in der Weise deuten zu dürfen, daß die Abwehrkräfte des Organismus durch die Therapie energisch angeregt und, wenn sie bereits zu erlahmen scheinen, von neuem wieder provoziert werden.

Zeigt die positive S.Wa.R. im Sekundärstadium der Lues einen aktiven Prozeß an, so ist die Frage ihrer Bedeutung bei der spät latenten Lues heute noch nicht eindeutig zu beantworten. Es ist hier nicht der Platz, die völlig geänderten Reaktionsverhältnisse im Organismus bei älterer Lues auszuführen; es sei nur daran erinnert, daß der Körper auf die Spirochäte nicht mehr mit glatt resorbierbaren Infiltraten, wie im Sekundärstadium, reagiert, sondern allergisch geworden ist, daß es jetzt häufig zu destruierenden Prozessen mit Narbenbildung, den Gummen, kommt. Trotz sicher bestehender Lues kann die S.Wa.R. auch negativ ausfallen. Im Gegensatz dazu kann die S.Wa.R. in diesem Stadium der Lues positiv sein, ohne daß dafür in manchen Fällen selbst die genaueste Untersuchung eine Erklärung abgeben könnte. Die Patienten befinden sich auch subjektiv vollkommen wohl, können bereits in hohem Alter stehen, und es wurde vielleicht zufällig gelegentlich einer anderen Untersuchung, wo der Vollständigkeit halber eine S.Wa.R. vorgenommen wurde, die positive S.Wa.R. entdeckt. Ähnlich liegen die Verhältnisse in manchen Fällen von kongenitaler Lues, wo sich, mit Ausnahme der positiven Reaktionen, trotz vorgeschrittenen Alters der betreffenden Patienten, nicht der geringste Anhaltspunkt für einen syphilitischen Prozeß findet. Finger erwähnt bei Besprechung solcher Fälle drei Brüder, die immer vollkommen gesund waren, keine Zeichen von kongenitaler Lues boten, verheiratet waren und gesunde Kinder hatten. Als sie erfuhren, daß ihr Vater Lues gehabt hat, ließen sie sich das Blut untersuchen. Die S.Wa.R. war bei allen drei positiv.

In solchen Fällen ist es sehr schwer zu entscheiden, ob da tatsächlich noch irgendein syphilitischer Prozeß im Körper irgendwo vor sich geht, wie es die einen deuten möchten, der sich aber so langsam entwickelt und so wenig intensiv ist, daß er klinisch nicht aufgedeckt werden kann, oder aber, wie andere annehmen, Spirochäten im Organismus wohl anwesend sind, aber nicht mehr pathogen wirken können, sondern nur saprophytisch vegetieren, ohne daß sie im Organismus andere Reaktionen auszulösen imstande wären als die positive S.Wa.R. In diesem Falle könnte man nicht von syphilitisch Kranken, sondern nur von Spirochätenträgern reden. Als letzte Möglichkeit zur Erklärung bliebe noch die Annahme übrig, daß die Lues eine Änderung in der Konstitution des betreffenden Patienten bewirkt hat, die das Serum so einstellt, daß es positiv reagiert, auch wenn keine Spirochäten mehr vorhanden sind.

Da man in praxi auch bei jahrelanger Beobachtung mancher solcher Fälle nicht den geringsten Schaden, der ihrer Lues zuzuschreiben wäre, sieht, kommt Finger zu der Ansicht, daß es Patienten mit positiver S.Wa.R. gibt, die für die Betreffenden bedeutungslos sein kann und durchaus kein Zeichen dafür sein muß, daß sich hier in Zukunft ein aktiver syphilitischer Prozeß entwickeln muß.

Es ist wichtig, dies zu erwähnen, da eine dauernd günstige Beeinflussung der S.Wa.R. in solchen Fällen sehr oft unmöglich ist. Auch die Malariatherapie kann hier versagen.

Überhaupt ist die positive S.Wa.R. in Fällen älterer Lues meist schwer zu beeinflussen. Salvarsan und Wismut, die bei der Frühlues mit großer Sicherheit und rasch die positive S.Wa.R. auf Null bringen, versagen hier oft, mag man sie nun für sich allein oder kombiniert in starken Einzeldosen und größeren Intervallen oder in kleineren Dosen und protrahierterer Behandlung verabreichen.

Die größere Beständigkeit der Serumbefunde bei älterer Lues gilt aber auch bei negativem Ausfall der Reaktion. Gelingt es einmal, einen positiven Serumbefund für etwas längere Zeit negativ zu machen, so sind Rezidive seltener. Bei der Malariatherapie haben wir in solchen Fällen bisher überhaupt kein Serorezidiv gesehen. Dagegen gibt es Fälle, bei denen eine früher hartnäckige positive S.Wa.R. durch die Therapie abgeschwächt wurde, die aber auf ihrem neuen Stärkegrade nicht konstant bleibt, sondern schwankt und bald mittelstark, bald wieder schwach positiv ist und dann vielleicht von einer angedeutet positiven Reaktion auf mittelstark positiv steigt. Dabei bleibt die Reaktion aber immer schwächer, als sie vor der Behandlung war. Ursachen, die für diese Schwankungen verantwortlich gemacht werden könnten, haben wir bisher nicht gefunden.

Wie ersichtlich ist, kann die Wertung der serologischen Befunde bei älterer Lues eine schwierigere sein, und eine Beurteilung wird in manchen Fällen wohl nur auf Grund der sonst erhobenen Befunde, in Berücksichtigung des Krankheits- und Lebensalters erfolgen können. Im allgemeinen gilt aber auch hier der Grundsatz, wenn möglich, eine negative Reaktion zu erzielen.

Nach dem Angeführten haben wir also bei Besprechung der Beeinflussung der Serumbefunde bei Syphilis durch die Malariatherapie zu berücksichtigen:

1. ob die Malariatherapie bei der Frühlues die positive S.Wa.R. negativ macht und, wenn ja, ob dauernd;

2. ob die Malariatherapie imstande ist, die positive Reaktion bei älterer Lues besser zu beeinflussen als die anderen Behandlungsverfahren und, im bejahenden Falle, ob die erreichten Erfolge dauerhaft sind.

Tabelle 3. Beeinflussung der Serumbefunde in den beobachteten Fällen

Alter der Lues		Dauer-beobach-tung	Serum vor der Behandlung positiv	Serum nach der Behandlung		
				negativ	beeinflußt	unbeeinflußt
1 bis 2 Jahre		240	232	230	—	2
über 2 Jahre		127	118	72	32	14
Lues nervosa	P. p. incipiens	29	29	12	10	7
	Tabes	45	43	17	25	1
	Lues cerebri	60	55	30	15	10
Summe...		501	477	361	82	34

Tabelle 4. Beeinflussung des positiven Serums in Prozenten

Alter der Lues		Serum vor der Behandlung positiv	Serum nach der Behandlung		
			negativ	beeinflußt	unbeeinflußt
1 bis 2 Jahre		232	99,1%	—	0,9%
über 2 Jahre		118	61%	27,1%	11,9%
Lues nervosa	P. p. incipiens	29	41,4%	34,4%	24,2%
	Tabes	43	39,5%	58,2%	2,3%
	Lues cerebri	55	54,5%	27,4%	18,1%
Summe...		477	75,6%	17,3%	7,1%

Malariatherapie und Seroreaktionen

Wie aus der Tabelle 3 ersichtlich ist, beträgt die Zahl der Fälle, bei denen die Lues zur Zeit der Behandlung höchstens zwei Jahre alt war, 240; es sind 94 Männer und 146 Frauen. Bei 232 von ihnen war die S.Wa.R. vor der Behandlung positiv; die 8 Fälle mit negativem

Blutbefund wurden aus anderen Indikationen der Malariatherapie unterzogen. Mit Erscheinungen traten 208 Patienten in Behandlung, von denen der Großteil, nämlich 202, nur die Malariakur durchmachte, während die restlichen 6 bereits eine oder mehrere Kuren hinter sich hatten. Die 32 Patienten mit Lues latens haben alle eine mehr oder weniger intensive Therapie vor der Malariakur mitgemacht, ohne daß der Erfolg hätte befriedigen können, so daß die Malariatherapie als abschließende Behandlung gewählt wurde. Wie die Tabelle zeigt, wurden 230, das sind 99,1 % vom Gesamtmaterial, negativ und nur 2 Patienten, das sind 0,9 %, blieben positiv. In dieser Gruppe wurde auf die Dauerbeobachtung besonderer Wert gelegt, da ja die Tatsache, daß die Malariatherapie die biologischen Reaktionen, also S.Wa.R., und, wie später besprochen wird, auch den Liquor zu beeinflussen imstande ist, ihr noch keine besondere Ausnahmestellung verschafft. Der Wert wird hier darin erblickt, daß die einmal erzielte negative Reaktion durch die einmalige Behandlung erhalten bleibt. Ein einwandfreies Serorezidiv ohne gleichzeitiges klinisches Rezidiv haben wir bisher nicht gesehen; von klinischen Rezidiven nur drei, die in einem Absatze gemeinsam mit den Reinfektionen besprochen werden.

Das Verhalten der Seroreaktionen ist während und nach der Behandlung bei den einzelnen Patienten verschieden und soll an der Hand folgender Krankengeschichten näher geschildert werden.

Fall I. P. L., 27 Jahre alt, Hausgehilfin, wurde am 2. VI. 1925 auf die Klinik aufgenommen. Befund: Großmakulöses Exanthem, Psoriasis syphilitica an den Handtellern und Fußsohlen. Vereinzelte Papeln am Genitale. Mäßige Skleradenitis der Leistendrüsen. 3. VI. 1925 S.Wa.R. +++, 7. VI. bis 11. VII. Neosalvarsan 3,15 g, S.Wa.R. wöchentlich untersucht, stets +++, 12. und 13. VII. intravenöse Inokulation, 16. VII. bis 27. VII. 8 Fieberanfälle, Höchsttemperatur 40,7, 28. VII. Kupierung mit Chinin, 29. VII. bis 29. VIII. Neosalvarsan 3,0 g. Während der Nachbehandlung am 12. VIII. S.Wa.R. +, 21. IX. S.Wa.R. ±, 17. XI. S.Wa.R. ±, 29. XI. S.Wa.R. +, 11. I. 1926 S.Wa.R. +, 9. II. ±, 18. II. bis 21. II. 1926 Provokation mit 4 Mirioninjektionen zu 5 cm³, 22. II. S.Wa.R. ±, 2. IV. +, 18. V. S.Wa.R. —, 28. VII. S.Wa.R. —. Liquor negativ, Lymphozyten 2.

In diesem Falle wird also die vorher komplett positive Reaktion schon bald nach dem Fieber abgeschwächt, bleibt aber noch acht Monate nach beendigter Kur schwachpositiv, um dann erst negativ zu werden.

Fall II. S. L., 21 Jahre alt, Hausgehilfin, 14. XI. 1923 Aufnahme auf die Klinik. Befund: Großmakulöses, teilweise konfluierendes Exanthem am Stamm. Diphtheritische Papeln an den Tonsillen und der Lippenschleimhaut. Hypertrophische Papeln an den Labien und am Perineum. 16. XI. S.Wa.R. +++, 24. XI. Liquor in allen Reaktionen negativ, Lymphozyten ¹/₃, 22. XI. bis 21. XII. Neo 3,0 g, Mirion 70 cm³, S.Wa.R. stets +++, 23. XII. intravenöse Inokulation, 26. XII. S.Wa.R. ++, 26. XII. bis 7. I. 1924 8 Fieberanfälle, Höchsttemperatur 40,8, 3. I. S.Wa.R. ++, 8. I. Kupierung mit Chinin, 9. I. bis 4. II. Neo 3,0 g, 14. I., 21. I. S.Wa.R. ++, 28. I. S.Wa.R. +++, 29. X. 1924, 24. III. 1925, 10. V. S.Wa.R. —. Liquor negativ, Lymphozyten 1¹/₃, 20. VIII., 3. XI. 1925, 24. I. 1926, 18. IV. 1926

S.Wa.R. —, 24. VI. S.Wa.R. —, Liquor negativ, Lymphozyten 2, 16. XI. S.Wa.R. —.

Bei dieser Patientin wurde die Seroreaktion bereits durch die Vorbehandlung abgeschwächt, änderte sich nicht während des Fiebers und wurde gegen Ende der Behandlung wieder komplett positiv. Wie lange die Patientin brauchte, bis sie negativ wurde, wissen wir nicht, da sie erst acht Monate nach abgeschlossener Behandlung wieder zur Kontrolle erschien und bereits S.Wa.R. negativ war. Dieser Fall, der drei Jahre in Evidenz steht, zeigt, in welcher Art die Dauerbeobachtung auf der Klinik durchgeführt wird. Abgesehen von der klinischen und serologischen Untersuchung, wird bei den Patienten nach Möglichkeit jährlich einmal der Liquorbefund erhoben.

Als letztes Beispiel für diese Gruppe soll die Krankengeschichte einer Patientin gezeigt werden, die bereits am Beginne des zweiten Krankheitsjahres steht, erscheinungsfrei ist und vorher eine Behandlung durchgemacht hat.

Fall III. W. M., 23 Jahre alt, Hausgehilfin, 16. IV. 1923 Aufnahme auf die Klinik. Befund: Klein- und großfleckiges makulo-papulöses Exanthem, Maculae auf Stirn und Kinn. Desquamierende Papeln auf der Zunge. Beiderseitige mäßige inguinale Skleradenitis. 17. IV. S.Wa.R. $+++$, 27. IV. Liquor Wa.R. —, Goldsol $++$, Pandy und Nonne-Appelt $\pm$, Lymphozyten 6, 29. IV. bis 19. VII. 1923 Bismogenol 27 cm³, S.Wa.R. bis 19. VI. stets $+++$, 10. und 11. VII., 19. VIII. S.Wa.R. $++$, 23. X. S.Wa.R. —, 8. I. 1924 S.Wa.R. $+++$, Liquor negativ, Lymphozyten 1⅓, erscheinungsfrei. Pat. erscheint erst am 10. III. 1924 wieder. S.Wa.R. $+++$, 16. III. bis 2. IV. Neo 2,85 g, S.Wa.R. stets positiv, 3. IV. intravenöse Inokulation, 5. IV. bis 17. IV. 7 Fieberanfälle, Höchsttemperatur 40,6, 11. IV. S.Wa.R. $+++$, 18. IV. S.Wa.R. $+$, 22. IV. S.Wa.R. $+++$, spontanes Aussetzen des Fiebers, 22. IV. Kupierung mit Chinin, 23. IV. bis 4. VI. 1924 Neo 3,15 g, 28. V. S.Wa.R. $+$, 4. VI. S.Wa.R. —, 5. II. 1925 S.Wa.R. —, Liquor —, Lymphozyten 1½, seither, bis 23. XI. 1926, S.Wa.R. stets negativ.

Es handelt sich also um eine Patientin, die wegen einer sekundären Lues eine Bismogenolkur machte, im Serum rezidivierte und deshalb einer Malariabehandlung unterzogen wurde. Sie beginnt die Kur mit komplett positiver S.Wa.R. und ist bereits bei der letzten Injektion der Nachbehandlung komplett negativ. Sie konnte bis jetzt zweieinhalb Jahre beobachtet werden und blieb während dieser Zeit frei von jedem Rezidiv.

Die S.Wa.R. kann sich also am Ende der Kur verschieden verhalten. Die Reaktion kann negativ sein. Dies ist am seltensten der Fall. Sie kann aber auch komplett oder inkomplett positiv sein. Dies ist häufiger der Fall. Die Zeit, die nötig ist, bis die S.Wa.R. in solchen Fällen negativ wird, hängt nicht davon ab, ob die Reaktion nach der Kur noch komplett positiv oder aber bereits wesentlich abgeschwächt war. Patienten, die mit positiver S.Wa.R. aus der Behandlung treten, können schon nach einigen Wochen negativ sein, während die bereits abgeschwächte Reaktion, wie Fall I zeigt, noch mehrere Monate andauern kann, bevor sie negativ wird.

Dieses langsame Abklingen der biologischen Reaktionen, zu denen auch die S.Wa.R. gehört, hat Kyrle besonders betont und, wie bereits erwähnt, gewünscht. Über die gleichen Erfahrungen über den provokatorischen Effekt der Malaria berichten auch Mucha und Scherber.

Es ist wichtig, das langsame Abklingen der Reaktion zu beachten, da sonst irgendein Fall, der zwei bis drei Monate nach der Malariatherapie zur neuerlichen Untersuchung kommt, bei welcher Gelegenheit dann ein schwach- oder mittelstarkpositiver Serumbefund erhoben wird, als Mißerfolg aufgefaßt werden könnte, deshalb einer neuerlichen Behandlung unterzogen wird, nach der dann die S.Wa.R. negativ wird, so daß es nachträglich unmöglich wird zu entscheiden, ob die S.Wa.R. nicht vielleicht auch ohne die zweite Behandlung abgeklungen wäre.

Was die zwei unbeeinflußten Fälle betrifft, so hat die Malariatherapie versagt. In beiden Fällen handelt es sich um eine zirka ein Jahr alte Lues, die bereits früher behandelt wurde. Als Paradigma sei die Krankengeschichte der einen dieser zwei Frauen angeführt.

Fall IV. F. Th., 37 Jahre alt, 22. IV. 1924 Aufnahme auf die Klinik. Befund: Eine kleine Sklerose am Eingang der Vagina links, eine größere in der Schleimhaut der hinteren Kommissur. Nekrotische Sklerose an der Ausführungsstelle der linken Bartholinischen Drüse. Beiderseits mäßige inguinale Skleradenitis. Spirochaeta pallida im Dunkelfeld positiv. 28. IV. S.Wa.R. + + +, 2. V. bis 13. VI. Neo 3,45 g, S.Wa.R. stets positiv. Pat, unterbricht eigenmächtig die Behandlung. 22. IX. 1924 S.Wa.R. + + +, erscheint nicht zur Behandlung. 20. V. 1925 S.Wa.R. + + +, erscheinungsfrei, 22. V. bis 27. VI. Neo 2,85 g, 24. VI. S.Wa.R. + + +, 3. VII. intravenöse Inokulation, 6. VII. bis 19. VII. 8 Fieberanfälle, Höchsttemperatur 40,4, 16. VII. S.Wa.R. + + +, 20. VII. Kupierung mit Chinin, 21. VII bis 1. IX. Neo 3,15 g, 4. VIII. S.Wa.R. + + +, 1. IX. S.Wa.R. + + +, 14. X. 1925 S.Wa.R. + +, 3. XI. + + +, 6. V. 1926 + + +.

Im Gegensatze zu dieser Patientin, die zur Zeit der Malariakur erscheinungsfrei war, machte die andere die Malariabehandlung wegen eines klinischen Rezidivs (Schleimhautpapeln), das ein halbes Jahr nach der ersten Behandlung, die wegen indurativen Ödems und hypertrophischer Papeln durchgeführt wurde, auftrat.

Am Ende der Ausführungen über die Beeinflussung der Seroreaktion bei frischer Lues angelangt, kommen wir zu dem Ergebnis, daß die Malariatherapie im weitaus größten Teil der Fälle (bei 230 von 232) imstande ist, die vorher positive Reaktion so zu beeinflussen, daß sie negativ wird. Diese negative Reaktion blieb bisher bestehen (ausgenommen Fall XXI) und scheint demnach eine dauernde zu sein. Wenn wir noch hinzufügen, daß diese Erfolge in der Mehrzahl der Fälle (bei 202 Patienten) durch eine einzige Kur erreicht wurden, was Kyrle besonders hervorgehoben hat, und bisher kein Serorezidiv ohne klinisches Rezidiv, mit Ausnahme eines noch näher zu besprechenden Falles, beobachtet wurde, so ist die Wirksamkeit dieser Therapie, soweit es sich um die Beeinflussung der S.Wa.R. handelt, wohl ohne weiteres ersichtlich.

Wie bereits erwähnt und allgemein bekannt, sind die serologischen Reaktionen bei älterer Lues wesentlich beständiger und hartnäckiger als im Frühstadium der Krankheit. Demgemäß ist die Beeinflussung der Reaktion durch die Therapie nicht mehr so leicht wie früher, was auch aus der Tabelle ersichtlich ist.

Wir haben bei der älteren Lues (Lues über zwei Jahre alt) ein gut beobachtetes Material von 127 Fällen: 58 Männer und 69 Frauen (Tabelle 3). Davon waren vor der Behandlung im Serum 9 negativ, und von den übrigen 118 Patienten, die positiv waren, wurden 72 negativ, 32 gebessert und bei 14 blieb die Seroreaktion unbeeinflußt. Der Großteil dieser Patienten, das sind 111, war zur Zeit der Malariabehandlung erscheinungsfrei. Die 16 Fälle, die Erscheinungen boten, verteilen sich auf 12 Patienten mit Papeln und 4 solche mit Gummen. Die Mehrzahl der Kranken, es sind dies 107 aus dieser Gruppe, wurde vorher schon zum Teil sehr energisch behandelt und nur bei den 20 restlichen war die Malariakur die einzige Behandlung.

Es sei bemerkt, daß wir einen Fall dann als gebessert bezeichnen, wenn die Seroreaktion nach der Behandlung einen geringeren Stärkegrad aufweist als vorher, wenn demnach z. B. eine früher positive Reaktion mittelstark- oder schwachpositiv, eine mittelstarke Reaktion nach der Kur schwachpositiv oder spurenstark geworden sind.

Zunächst mögen einige Krankengeschichten angeführt werden, die den Verlauf der Malariabehandlung bei älterer Lues und ihre Auswirkung zeigen sollen.

Fall V. W. L., 22 Jahre alt, Kinderfräulein, 10. XI. 1921 Aufnahme auf die Klinik. Befund: Krustöse Papeln am Stamm und der behaarten Kopfhaut. Seborrhoische Papeln auf der Stirne und in der Nasolabialfurche. Diphtheritische Papeln auf beiden Tonsillen. Konfluierende, vegetierende, hypertrophische Papeln in den Leistenbeugen und am Genitale. Desquamierende Papeln am rechten Fußrücken. Syphilitische Psoriasis beider Fußsohlen. Mäßige beiderseitige inguinale Skleradenitis, gravid im 9. Monat, 13. XI. S.Wa.R. $+++$, 16. XI. bis 12. XII. Neo 3,0 g und Mirion 85 cm³. 12. XII. Partus, 3,25 kg schwerer Knabe, Kind S.Wa.R. $++$. 20. XII. bis 11. I. 1922 Fortsetzung der Behandlung bis zu Neo 6,0 g und Mirion 140 cm³, S.Wa.R. bis 17. XII. $+++$, 21. XII. $+$, 26. XII. bis zum Ende der Kur dauernd negativ. Patientin unterläßt die weitere Behandlung und wird am 30. X. 1922 wieder aufgenommen. Befund: Diphtheritische Papeln an den Tonsillen, erodierte Papeln auf der Zunge, kondylomatöse Papeln am Genitale, 30. X. S.Wa.R. $+++$. 4. XI. Liquor Wa.R. $-$, Goldsol, Pandy, Nonne-Appelt $+$, Lymphozyten 23. Augenbefund und neurologischer Befund normal. 11. XI. bis 9. I. 1923 Neo 5,4 g und Mirion 140 cm³, S.Wa.R. bis 11. XII. positiv, 28. XII. erscheinungsfrei in ambulatorische Behandlung entlassen. Patientin unterläßt die weitere Behandlung. 6. III. 1924 neuerliche Aufnahme. Befund: Lues latens, 7. III. S.Wa.R. $+++$. Liquor Wa.R. $-$, Goldsol $\pm$, Pandy, Nonne-Appelt $-$, Lymphozyten 13. 7. III. bis 1. IV. Neo 2,9 g, 2. IV. Liquor negativ, Lymphozyten ²/₃, 4. IV. intravenöse Inokulation, 9. IV. bis 24. IV. 10 Fieberanfälle, Höchsttemperatur 41,5, 18. IV. bis 24. IV. S.Wa.R. $+++$, 25. IV. Kupierung mit Chinin, 26. IV. bis 16. V. Neo 3,3 g, 1. V. und 9. V. S.Wa.R. $+++$, 15. V. S.Wa.R. $-$,

27. IX. S.Wa.R. —. Liquor negativ, Lymphozyten 0. 3. XII. S.Wa.R. —,
18. VIII. 1925 S.Wa.R. —.

Bei dieser Patientin wurde die S.Wa.R. nach der ersten gut durchgeführten Behandlung negativ; nach zehn Monaten kommt sie mit
einem serologischen und klinischen Rezidiv, das nach ihrer Angabe
einen Monat, wahrscheinlich aber länger, bestanden hat. Nach einer
neuerlichen energischen Behandlung, durch die die Erscheinungen
zum Schwinden gebracht wurden, war die S.Wa.R. mittelstarkpositiv.
Es ist fraglich, ob die Seroreaktion jemals negativ wurde und die neuerlich
positive Reaktion vor der Malariakur, die 14 Monate später begonnen
wurde, als Serorezidiv aufzufassen ist oder ob sie nicht bereits dauernd
positiv geblieben ist. Die Patientin bietet am Ende der Behandlung
einen negativen Blutbefund, der bei einer Beobachtung von über einem
Jahre negativ geblieben ist. Wir führen die Krankengeschichte dieser
Patientin deshalb an, weil sie ein Beispiel für die wenigen Fälle abgibt,
wo die Reaktion schon am Ende der Kur negativ ist. Einen anderen
Typus vertritt folgende Patientin.

Fall VI. D. P., 23 Jahre alt, ohne Beruf. Anamnese: im Jahre 1918
angeblich Sklerose. Von da bis zum März 1921 machte die Pat. sieben Kuren,
nach ihrer Angabe in Summe 20 Neosalvarsaninjektionen und 66 Hg-Injektionen bei einem Privatarzt in Budapest. Serologische Blutbefunde kann
sie nicht angeben. Mit Ausnahme der Sklerose keine Erscheinungen mehr.
24. V. 1921 erscheint sie zum ersten Male in der Ambulanz der Klinik. Befund:
Lues latens. S.Wa.R. +, 14. VI. 1921 S.Wa.R. +. Liquor Wa.R. +++,
Goldsol ++(+), Pandy ++, Nonne-Appelt +++, Lymphozyten 327.
Außer Anisokorie ist der Augen- und Nervenbefund normal. 18. VII bis
12. VIII. Neo 6,0 g und Mirion 120 cm^3, S.Wa.R. während der Behandlung stets +, am 12. VIII. S.Wa.R. —, 4. X. S.Wa.R. —, Liquor
Wa.R. +++, Pandy +, Nonne-Appelt +, Lymphozyten 6⅓. Vom
18. X. bis 23. XII. Neo 6,6 g und Mirion 135 cm^3, S.Wa.R. stets negativ,
23. I. 1922 S.Wa.R. —, Liquor Wa.R. +++, Goldsol ++, Pandy und
Nonne-Appelt +, Lymphozyten 13⅓. 1. III. S.Wa.R. +, 1. III. bis 6. V.
Neo 5,9 g und Mirion 125 cm^3, S.Wa.R. wird und bleibt während der Kur
negativ. 24. VII. S.Wa.R. +, 2. VIII. S.Wa.R. +. Liquor Wa.R. +++,
Goldsol ++, Pandy +, Nonne-Appelt ++, Lymphozyten 37. 15. IX.
S.Wa.R. +++, 3. X. S.Wa.R. +++, 15. X. bis 11. I. 1923 Neo 6,0 g,
Trepol 21 cm^3. 11. I. S.Wa.R. +++, 19. I. intravenöse Inokulation, 20. I.
bis 3. II. 7 Fieberanfälle, Höchsttemperatur 40,4, spontanes Aussetzen
des Fiebers. 14. II. Kupierung mit Chinin, 15. II. Neo 0,45, 22. I. S.Wa.R. +,
5. II., 7. II., 20. II. S.Wa.R. +++, 28. III. S.Wa.R. ++, 3. IV. S.Wa.R. +,
3. V. S.Wa.R. +. Liquor Wa.R. +, Goldsol und Pandy ±, Nonne-
Appelt +, Lymphozyten ²/₃, 11. VI. und 14. VI. S.Wa.R. ++, 5. IX. +,
14. II. 1924 bis 27. VI. 1926 zirka alle drei Monate kontrolliert, stets negative
S.Wa.R. 27. VI. S.Wa.R. —. Liquor in allen Reaktionen negativ, Lymphozyten 1⅓. 24. XII. 1926 S.Wa.R. —.

Obwohl in diesem Falle die Therapie nicht nach der üblichen Form,
das heißt die Malaria kombiniert mit Vor- und Nachbehandlung, durchgeführt wurde und die medikamentöse Therapie mit Trepol und Neosalvarsan nur als Vorbehandlung angewendet wurde, glauben wir doch,

diese Krankengeschichte anführen zu sollen, da sie in mehrerer Beziehung gut verwertbar erscheint. Wenn man auch behaupten kann, daß die sieben Kuren, die die Patientin im Verlaufe von zirka drei Jahren in Budapest gemacht hat, zu schwach waren und eine ungenügende und verzettelte Behandlung darstellen, so kann dies von der an der Klinik durchgeführten Therapie, die bei der Patientin vor der Malariakur angewendet wurde, nicht mehr behauptet werden. Vom Juli 1921 bis zum März 1922, also während einer Zeit von zirka drei Vierteljahren, bekam die Patientin 18,5 g Neosalvarsan und 380 cm³ Mirion; der Erfolg war eine vorübergehende günstige Beeinflussung der S.Wa.R., die aber vor der Malariakur wieder vollständig positiv war. Auch die der Malaria vorausgehende Trepol-Neosalvarsan-Kur vermochte es nicht, die S.Wa.R. zu beeinflussen. Nach vorübergehender Abschwächung behält die Patientin diesen positiven Befund noch zwei Monate über die Malariakur hinaus; unter geringen Schwankungen bleibt nun die Seroreaktion bis zum achten Monat nach der Kur schwachpositiv und wird erst nach einem Jahre vollkommen negativ. Diese negative Reaktion hat bis jetzt angehalten. Die Patientin ist bisher drei Jahre und vier Monate in Beobachtung. Die günstige Beeinflussung des Liquors sei hier nur erwähnt. Die Lues der Patientin war zur Zeit der Malariabehandlung zirka fünf Jahre alt.

Dieser Fall belegt die Behauptung, daß die Malariakur imstande ist, eine positive Seroreaktion bei älterer Lues auch dann noch negativ zu machen und so zu erhalten, wenn vorher eine wirklich intensive Behandlung, die in mehreren Fällen so ziemlich den höchsten Grad der Intensität erreicht hat, der noch möglich ist, ohne dem Patienten zu schaden, versagt hat. Außerdem zeigt dieser Fall auch, daß hier dasselbe gilt, was bei der Frühlues bereits gezeigt wurde, nämlich das langsame Abklingen der positiven S.Wa.R. auf negativ.

Der Vollständigkeit halber sei noch eine Krankengeschichte hinzugefügt, die eine Patientin mit manifesten Zeichen von Lues betrifft.

Fall VII. W. B., 25 Jahre alt, Hausgehilfin. 12. II. 1919 Aufnahme auf die Klinik. Befund: Zwei erodierte Sklerosen am rechten kleinen Labium. Beiderseitig inguinale Skleradenitis. S.Wa.R. +++, 15. II. Liquor in allen Reaktionen negativ, Lymphozyten 1. 22. II. bis 27. III. Neosalvarsan 2,25 g und 7/2 Hg-salic.-Injektionen. 13. III. S.Wa.R. —, 5. V. S.Wa.R. —, 23. VI. S.Wa.R. +++. Liquor Wa.R. —, Goldsol ++, Pandy —, Nonne-Appelt ±, Lymphozyten 80. Patientin erscheint erst am 30. VII. 1919 wieder. Befund: Psoriasis vulgaris am Stamm, den Extremitäten und am Kopfe, dazwischen vereinzelte spezifische Psoriasisherde, S.Wa.R. +++, 1. VIII. bis 3. IX. Silbersalvarsan 1,85 g und ½ Hg-salic. 19. VIII. S.Wa.R. +, bis auf die Psoriasis vulgaris erscheinungsfrei. Die Patientin unterbricht eigenmächtig die Behandlung und kommt erst am 16. III. 1920 mit folgendem Befund: Diphtheritische Papeln auf beiden Tonsillen, 18. III. S.Wa.R. +++, Liquor Wa.R. —, Goldsol ++, Pandy ±, Nonne-Appelt —, Lymphozyten 17. 26. III. bis 20. V. Silbersalvarsan 1,45 g, Neosalvarsan 1,8 g, 6. IV. S.Wa.R. +++, 19. IV. +, 26. IV. ++. Neuerliche Beobachtung am 21. I. 1924. Befund: Ausgedehnte orbikuläre spezifische Psoriasis auf der linken Fußsohle. S.Wa.R. +++, 23. I. Liquor

Wa.R. + +, Goldsol + +(+), Pandy + +(+), Nonne-Appelt ±, Lymphozyten 9. 25. I. bis 12. II. Neo 2,55 g, 18. II. erscheinungsfrei, S.Wa.R. + + +,
intravenöse Inokulation, 21. II. bis 7. III. 9 Fieberanfälle, Höchsttemperatur
40,8. 24. II. S.Wa.R. + + +, 2. III. und 9. III. + +, 7. III. Kupierung
mit Chinin, 8. III. bis 10. V. Neosalvarsan 5,4 g, 14. III. S.Wa.R. + + +,
3. IV. S.Wa.R. +, 10. IV. S.Wa.R. + +, 14. IV. S.Wa.R. +, 5. V.
S.Wa.R. + +, 13. V. S.Wa.R. +, 20. V. S.Wa.R. ±. Liquor Wa.R. +,
Goldsol, Pandy, Nonne-Appelt —, Lymphozyten $2^2/_3$. 17. XI. S.Wa.R. +.
Liquor Wa.R. +, die übrigen Reaktionen negativ. Lymphozyten $2^1/_3$.
19. XI. bis 21. XI. Provokation: 2 Mirioninjektionen und 1 Neo 0,3 g. 25. XI.
S.Wa.R. ±, 4. XII. S.Wa.R. ±—+, 15. XII. S.Wa.R. —. Seither erscheint
die Pat. zirka alle drei Monate zur Kontrolle und ihr Serumbefund ist
bis zum 13. XII. 1926 dauernd negativ.

Auch in diesem Falle beträgt die Krankheitsdauer zirka fünf Jahre;
die Patientin unterbrach früher immer eigenmächtig die Behandlung
und fand sich immer wieder erst mit Rezidiven zur neuerlichen Untersuchung und Behandlung ein. Dieser Fall zeigt ein ähnliches Bild, was
das Abklingen der positiven Reaktion nach der Malaria dann betrifft,
wenn die Behandlung mit bereits stark abgeschwächtem positiven Befund
endet, wie wir es im Fall I bei der Frühlues gezeigt haben. Auch hier
wieder dauert es mehrere Monate bis die Reaktion vollkommen negativ
wird, obwohl man gerade in solchen Fällen eine viel geringere Zeit dafür
vermuten würde. Die günstige Beeinflussung des Liquors sei hier nur
erwähnt.

Während diese Patientin vor der Malariabehandlung dreimal klinisch
und serologisch rezidivierte, blieb sie nach dieser Behandlung bei einer
Beobachtungsdauer von zwei Jahren frei von jedweden Erscheinungen
klinischer und serologischer Art.

Schließlich sei die Krankengeschichte eines Patienten angeführt,
bei dem die Seroreaktion durch die Malariatherapie abgeschwächt
wurde.

Fall VIII. B. K., 38 Jahre alt, Geometer. Anamnese: 1917 wegen
Sklerose privatärztlich mit Neosalvarsan behandelt, 1922 angeblich wegen
luetischen Ikterus neuerliche Behandlung, Neosalvarsan? 19. VII. 1924
Aufnahme auf die Klinik. Befund: Lues latens, S.Wa.R. + + +. Liquor
Wa.R. + + +, Goldsol + + +, Pandy + +, Nonne-Appelt +, Lymphozyten 12. Vom 29. VII. bis 7. IX. Neo 3,6 g, 17. VII. S.Wa.R. + + +,
10. VIII., 24. VIII., 7. IX. S.Wa.R. + +, 9. IX. Liquor Wa.R. + + +,
Goldsol + + +, Nonne-Appelt + +, Pandy +, Lymphozyten 16. 11. IX.
und 17. IX. intravenöse Inokulation, 19. IX. bis 1. X. 8 Fieberanfälle, Höchsttemperatur 40,5, 21. IX. S.Wa.R. +, 26. IX. S.Wa.R. + + +, 1. X. Ku-
pierung mit Chinin, 2. X. bis 23. XI. Neosalvarsan 5,1 g, 5. X. und 14. X.
S.Wa.R. + +, 26. X. +, 9. XI. S.Wa.R. ±, 16. XI. S.Wa.R. +, 5. I. 1925
S.Wa.R. +, 5. VI. 1926 S.Wa.R. ±, Liquor Wa.R. —, Goldsol +, Pandy ±,
Nonne-Appelt +, Lymphozyten 0.

Bei diesem Patienten, der eine zirka sieben Jahre alte Lues hatte,
gelang es durch die Malariatherapie nicht, die S.Wa.R. vollständig
negativ zu machen. Man ersieht auch hier, daß man aus dem Blutbefund
am Ende der Kur keine Prognose für die Zukunft stellen kann. Die

Seroreaktion wurde durch die Malariatherapie verhältnismäßig rasch auf einen geringen Stärkegrad herabgedrückt, blieb aber dauernd auf spurenpositiv stehen. Hier sei darauf aufmerksam gemacht, daß die vorher positive Reaktion bei den Patienten aus der Gruppe der gebesserten Fälle natürlich nicht durchwegs so günstig beeinflußt wurde, daß sie nur mehr in Spuren bestand, wie bei dem erwähnten Fall, sondern, wie bereits bemerkt, auch solche Patienten aufgenommen wurden, bei denen die Seroreaktion nur in schwächerem Maße beeinflußt wurde, wo sie z. B. von positiv auf mittelstarkpositiv sank.

Wir glauben, von der Anführung einer Krankengeschichte aus der Gruppe der unbeeinflußten Fälle absehen zu können, da man hier nichts anderes sehen würde, als daß die S.Wa.R. zu Beginn der Malariatherapie die gleiche Stärke hatte wie nach der Kur. Bei den durch die Malariatherapie unbeeinflußten Fällen von älterer Lues befinden sich nicht nur solche mit komplett positiver S.Wa.R. vor der Behandlung, sondern es sind auch Patienten hier, die mit einer bloß mittelstark oder schwach positiven Reaktion in Behandlung traten. In zwei solchen Fällen wurde die S.Wa.R. durch die Malariakur derartig provoziert, daß sie mehrere Monate nach der Behandlung stärker ausfiel als vorher, so daß man den Eindruck einer Verschlechterung haben konnte. Schließlich ging sie aber doch wieder auf den ursprünglichen Stärkegrad zurück, wo sie dann dauernd blieb, ohne sich jedoch weiter abzuschwächen. Demnach trifft die Vermutung nicht zu, daß eine bereits vor der Behandlung schwächere Reaktion sichere Gewähr für einen vollen Erfolg einer energischen Neosalvarsan-Malaria-Therapie biete. Eine solche, wenn auch nur schwach positive Reaktion kann sich hartnäckiger erweisen als eine komplett positive.

Während es also bei der Frühlues in fast 100% gelang, die S.Wa.R. durch die Malariatherapie auf Null zu bringen und sie bis jetzt so zu erhalten, gelingt es bei der älteren Lues nur noch in 61% der Fälle. Selbst wenn man von den bloß unvollständig beeinflußten Fällen absieht, so bleiben immer noch 11,9% vollständige Versager. In einigen dieser Fälle wurde der Versuch gemacht, durch energische Neosalvarsanbehandlung, die sich einige Monate an die vollständig durchgeführte Malariabehandlung anschloß, die Reaktion zu beeinflussen, jedoch ohne Erfolg. Die Mißerfolge steigen mit dem Alter der Krankheit. Betrachten wir die Patienten dieser Gruppe gesondert nach der Krankheitsdauer, so daß wir sie in zwei Untergruppen teilen, von denen in der einen diejenigen mit einer über zwei Jahre bis höchstens fünf Jahre alten Lues, in der anderen die mit länger als fünf Jahre bestehender Lues zusammengefaßt sind, so ist dies sofort zu ersehen. In der Gruppe bis zu einer fünf Jahre alten Lues befinden sich 38 Patienten. Hier gelang es in 27 Fällen, das ist 71%, einen vollkommen negativen Befund zu erreichen. 8 Fälle, das ist 21%, wurden beeinflußt und nur bei 3 Patienten, das ist 8%, blieb die Reaktion unbeeinflußt. Ungünstiger liegen die Verhältnisse bei der älteren Lues. Die Zahl der Fälle, bei denen die Lues länger als fünf Jahre bestand, beträgt 80. Von diesen wurden nur mehr 45, das ist 56%, negativ, 24, das ist 30%, wurden günstig beeinflußt, und 11, das ist 14%, blieben unbeeinflußt. Das Verhältnis verschiebt sich demnach derartig, daß der Prozentsatz der Fälle, wo die vorher positive S.Wa.R. nach der Malariatherapie negativ wird, sinkt — gegen 71% bei der jüngeren Lues sind es bei längerer Krankheitsdauer nur mehr 56% —, während die unbeeinflußten Fälle eine Steigerung von 8% auf 14% erfahren. Wenn die Zahlen der Fälle auch zu klein sind, um statistisch ausgewertet werden zu können, so genügen sie doch, um zu zeigen, daß die Aussichten auf einen Erfolg mit zunehmendem Alter der Krankheit geringer werden.

Kyrle hat auf der Deutschen Naturforscher- und Ärztetagung zu Innsbruck im September 1924 die schwierigere Beeinflussung der S.Wa.R. bei älterer Lues bereits mitgeteilt und Richtlinien gegeben, nach denen man den Effekt der Therapie mit Rücksicht auf die Versager beurteilen kann. Wenn auch Kyrle bei seinen Ausführungen mehr den Liquor als die S.Wa.R. im Auge hatte, so gelten sie dennoch ebenso für die S.Wa.R. Ein restloser Erfolg bei der Heilung der Lues durch die Malariatherapie wird nicht erreicht. Es ist unwahrscheinlich, daß es überhaupt eine Therapie geben wird, die solche Erfolge hat. Bei der kombinierten Neosalvarsan-Malaria-Therapie fällt der Malaria die Aufgabe zu, den Organismus zur Mitarbeit an der Abwehr gegen den eingedrungenen Infekt anzuregen und das Gewebe so umzustimmen, daß das Salvarsan einen günstigeren Boden für seine Wirkung vorfindet. Es muß auch Fälle geben, wo selbst der stärkste Reiz nicht mehr imstande ist, den Organismus zur Abwehr genügend anzuregen und das Gewebe so umzustimmen, daß eine Heilung möglich wird. Hier wird natürlich auch die Malariatherapie versagen. Wollen wir die Leistungsfähigkeit der Therapie, was die Beeinflussung der Serumbefunde bei älterer Lues betrifft, richtig beurteilen, so können wir dies nur tun, wenn wir die erreichten Erfolge mit denen vergleichen, die durch die sonst gebräuchlichen Behandlungsverfahren im allgemeinen und bei den einzelnen Individuen im besonderen erzielt werden. Bei einer solchen Betrachtungsweise gewinnen die erreichten Erfolge ihre richtige Bedeutung, da es sich ergibt, daß die Malariatherapie, den übrigen Behandlungsmethoden gegenübergestellt, den Vergleich nicht nur aushalten kann, sondern sich überlegen erweist.

Die Grenzen der Wirksamkeit der bisherigen antiluetischen Therapie bei älterer Lues gehen aus dem vorliegenden Material hervor. Die Mehrzahl der hier besprochenen Patienten, von den 127 sind es 107, wurde bereits vor der Malariakur behandelt. Im Verlauf der oft sehr energischen Behandlung konnte es manchmal gelingen, die S.Wa.R. auf negativ zu bringen, allerdings meist nur vorübergehend. Die weitaus größere Zahl, 118 von 127 Fällen, war zur Zeit der Malariatherapie positiv, während nur 9, das ist 7%, negativ waren. Das war der bescheidene Erfolg einer in vielen Fällen oft jahrelangen Behandlung, deren Intensität nichts zu wünschen übrig ließ. Es wurden die verschiedensten Verfahren angewendet, die einen Erfolg hätten versprechen können, z. B. Neosalvarsankuren kombiniert mit Mirion oder Wismut-präparaten, das Verfahren Linsers, reine Wismutkuren, verschiedene Salvarsanpräparate usw.

Vergleicht man damit die durch die Malariatherapie erreichten Erfolge, wo immerhin 61% des Gesamtmaterials im Serum negativ wurden und blieben, 27,1% teilweise beeinflußt wurden, erscheint die Zahl von 11,9% der unbeeinflußten Fälle verhältnismäßig gering.

Es gelang also mit Hilfe der Malariatherapie bei der größeren Hälfte der Patienten mit älterer Lues, die positive S.Wa.R. in eine komplett negative zu verwandeln, und dies auch bei solchen Fällen, wo man, im Hinblick auf den völligen Mißerfolg, trotz sehr intensiver und jahre-langer Behandlung einen Erfolg kaum noch erwartet hätte. Die Intensität der Behandlung ist aus der Krankengeschichte des Falles VI ersichtlich.

In 27,1% war es immerhin noch möglich, die S.Wa.R. durch die Malariatherapie abzuschwächen. Über die Schwankungen, die die Reaktion in diesen Fällen macht, haben wir bereits berichtet und möchten hier nur noch einmal daran erinnern.

Wenn wir die Fälle, die negativ geworden sind, und die, bei denen durch die Kur die S.Wa.R. abgeschwächt wurde, wo man demnach von einem günstigen Einfluß der Therapie sprechen kann, zusammen-ziehen, kommen wir zu dem Resultat, daß von den 118 Patienten 104, das ist 88,1%, günstig beeinflußt wurden und nur 14, das ist 11,9%, unbeeinflußt blieben.

Was die unbeeinflußten Fälle betrifft, möchten wir bemerken, daß sich hier einige Patienten mit Aortitis luetica befinden, wo die Erkrankung der Aorta nur einen Nebenbefund bot und die aus anderen Gründen der Malariatherapie unterzogen wurden. Die Patienten, die wegen Aortitis die Malariatherapie machten, wurden auf der Abteilung des Professor Jagić behandelt, und es werden die dort gemachten Be-obachtungen in einem eigenen Kapitel besprochen. Erfahrungsgemäß ist die Seroreaktion in solchen Fällen eine besonders hartnäckige und es gelingt nur selten, sie günstig zu beeinflussen.

Fassen wir das über die Malariatherapie der älteren Lues Gesagte, soweit es sich um ihre Wirksamkeit auf die Beeinflussung der S.Wa.R. handelt, zusammen, so ergibt sich:

1. Die Malariatherapie ist imstande, bei Fällen von älterer Lues die positive Seroreaktion, selbst wenn eine sehr energische Behandlung überhaupt keinen Erfolg oder nur einen vorübergehenden gehabt hat, so zu beeinflussen, daß sie negativ wird.

2. Die Malariatherapie kann in Fällen von älterer Lues die positive S.Wa.R. dauernd so abschwächen, daß der vorher positive Befund trotz Schwankungen in der Reaktionsstärke nicht mehr in gleicher Intensität erreicht wird.

3. In einem kleinen Teil der Fälle versagt auch die Malariatherapie, was verständlich ist, wenn man überlegt, daß sie eine Reiztherapie

ist, die nur dann Erfolg versprechen kann, wenn der Organismus auf
den gesetzten Reiz entsprechend anspricht.

4. Die Mißerfolge steigen mit der Krankheitsdauer.

Die Überlegenheit der Therapie geht daraus hervor, daß sie in
einem sehr hohen Prozentsatz von älterer Lues von gutem Erfolge begleitet
ist und daß sie, wie aus den angeführten Krankengeschichten ersichtlich
ist, auch dann noch wirksam ist, wenn andere energische Methoden
versagt haben.

Bei der Besprechung der Beeinflussung der serologischen Befunde
bei Neurolues können wir uns kurz fassen, da ja hier die Erkrankung
des Nervensystems dominiert und dem serologischen Befunde nur sekun-
däres Interesse zukommt.

Es ist auffallend, daß von den 29 Patienten mit progressiver
Paralyse, die vor der Kur selbstverständlich durchwegs im Serum
positiv waren, 12 negativ wurden und nur 7 unbeeinflußt blieben.
Vor Einführung der Malariabehandlung der Paralyse durch Wagner-
Jauregg war wohl in den seltensten Fällen eine Beeinflussung der
S.Wa.R. zu sehen, während jetzt mit den 10 gebesserten Patienten 22,
das sind 75,8%, günstig beeinflußt wurden.

Von den 43 Patienten mit Tabes blieb überhaupt nur 1 Fall
unbeeinflußt, während sich die 42 günstig beeinflußten auf 30 negativ
Gewordene und 12 unvollständig Beeinflußte verteilen. Die Malariatherapie hatte demnach in 97,7% der Fälle einen Erfolg. Wir wollen
das hier nur vermerken, ohne daraus irgendwelche Schlüsse zu ziehen,
da ja die Tabes von vornherein einen negativen Serumbefund haben
kann, ein positiver Serumbefund auch durch andere Behandlungsverfahren leicht zu beeinflussen ist und gerade bei der Tabes öfters eine
Diskrepanz zwischen biologischen Reaktionen und klinischem
Befund gefunden wird.

Die Lues cerebri steht, was die Beeinflußbarkeit der Serumbefunde betrifft, zwischen Paralyse und Tabes. Bei weitem schwieriger
zu beeinflussen als die Tabes, aber doch leichter als die Paralyse. Von
55 hiehergehörigen Fällen mit positiver S.Wa.R. vor der Behandlung
wurde die S.Wa.R. bei 30 negativ, bei 15 abgeschwächt, zusammen
also 45 Fälle, das sind 81,9%, günstig beeinflußt. In 10 Fällen, das ist
18,1%, versagte auch die Malariatherapie.

Was die Art und Weise des Abklingens der positiven Befunde
betrifft, gilt hier dasselbe, was darüber bei der Spätlues schon gesagt
wurde. Auch hier kann der Erfolg schon unmittelbar am Ende der
Kur oder aber erst mehrere Monate später eintreten. Die Schwankungen
der S.Wa.R. im Falle der Abschwächung sind hier ebenso zu finden,
so daß nichts Neues mehr hinzuzufügen ist.

Die Gesamtzahl der bisher beobachteten Fälle mit positiver
S.Wa.R., ohne Rücksicht auf die Krankheitsdauer, beträgt 477; davon
wurden 443, das ist 92,9% (361 vollständig negativ und bei 82 wurde
die Reaktion schwächer), durch die Therapie günstig beeinflußt, so
daß nur 34, das ist 7,1%, unbeeinflußt geblieben sind.

Nach den Ausführungen können wir demnach die eingangs gestellten Fragen folgendermaßen beantworten:

1. Die Malaria ist imstande, im weitaus größten Teil der Fälle (99,1%) von Frühlues die positive S.Wa.R. so zu beeinflussen, daß sie negativ wird.

2. Bis jetzt haben wir bei einer durchschnittlichen Beobachtungsdauer von zwei Jahren nur 1 fragliches Serorezidiv gesehen. (Fall XXI.)

3. Die Malariatherapie zeigt den anderen Behandlungsverfahren gegenüber eine größere Wirksamkeit in Fällen von älterer Lues. Mit ihrer Hilfe konnten wir in 61% solcher Fälle vollständig negative S.Wa.R. und noch in weiteren 27,1% eine Abschwächung der Reaktion erzielen. Ihre Wirksamkeit äußert sich auch bei solchen Patienten, die bisher ohne Erfolg energisch behandelt wurden.

4. Hier wurden bis heute keine Serorezidive beobachtet.

VI. Der Einfluß der Malariakur auf die Liquorreaktionen bei Lues
Liquorbefunde bei Lues

Die Frage der Behandlung frischer Syphilis hängt nicht allein von der Wirksamkeit dieser Therapie auf die klinischen Erscheinungen und auf die biologischen Reaktionen im Blute ab, sondern auch von der Beeinflussung des positiven Liquors bzw. von der Bedeutung, welche man dem positiven Liquor der Frühperiode beimißt.

Auf die differenten Ausführungen verschiedener Autoren kann hier nicht näher eingegangen werden.

Finger und Kyrle unterscheiden bei der Frühsyphilis drei Gruppen: „eine Gruppe, wo im Sekundärstadium selbst hochpathologischer Liquor prompt zum Schwinden zu bringen ist, und wo sich auch bei wiederholter Kontrolle kein Umschlagen in die positive Phase zeigt, eine zweite, die gleichfalls relativ rasch liquornegativ, aber bald wieder rückfällig wird, und schließlich die dritte, kleinste, die auf noch so intensive Behandlung im Liquor kaum reagiert. Diese Einteilung ist hervorgegangen aus den Erfahrungen, die an einem über zehntausend Fälle großen Material der Klinik gesammelt wurden“.

Wir sehen also, daß es bereits in der Frühperiode der Syphilis zu Veränderungen im Liquor cerebrospinalis kommt, und daß sich ein wenn auch nur kleiner Teil dieser Veränderungen selbst auf intensive Kuren nicht verliert. Jeder, der sich mit dieser Materie beschäftigt, weiß, daß leichte Veränderungen im Liquor (Lymphozytose) auch ohne Therapie oder bei einer normalen Behandlung, die etwa bloß die Beeinflussung des positiven Serums sich zum Ziele setzt, schwinden können, daß es aber trotz wiederholt energischer Behandlung resistente und rezidivierende Fälle gibt.

Diesen Fällen schenkte Kyrle bei seinen therapeutischen Versuchen besondere Aufmerksamkeit, weil er in ihrer Reihe für die Zukunft gefährdete Patienten sah. Die ganze Entwicklung der kombinierten Fieber-Neosalvarsan-Behandlung an der Klinik, wie sie an anderer Stelle bereits dargestellt wurde, war nicht zuletzt von dem Bestreben geleitet, die Liquorveränderungen bereits in der Frühperiode zu sanieren.

Das erste große statistische Material, über das Kyrle im Wiener psychiatrischen Vereine berichtete und das dann von Brandt und Mras detailliert veröffentlicht wurde, bietet eine Fülle interessanter Ergebnisse. Hier sei nur auf die auffällige Tatsache Bezug genommen, daß nach diesen Arbeiten von einem gewissen Zeitabschnitt an (statistisch gesprochen) die Zahl des positiven Liquors sich nicht mehr wesentlich vermehrt, dagegen von Altersgruppe zu Altersgruppe positive Nervenbefunde (Pupillenphänomene, fehlende Patellarsehnenreflexe usw.) immer häufiger werden, während derartige Nervenbefunde bei negativem Liquor nicht erhoben wurden. Wenngleich diese Tatsachen in der Mehrzahl nur statistisch und nur in geringem Maße durch Verfolgung des einzelnen Falles erfaßt wurden, scheint doch aus ihnen hervorzugehen, daß der positive Liquor keineswegs eine bloße Reaktion ohne prognostische Bedeutung darstellt, sondern daß der positive Liquor bei entsprechend langem Bestande einen Zustand verrät, der zu nachweisbar anatomischen Veränderungen führen kann. Die tatsächliche Verfolgung der einzelnen Fälle ist natürlich lückenhaft, da die Patienten, wenn sie beschwerdefrei bleiben, häufig aus der Evidenz geraten, wenn sie aber Beschwerden bekommen, den Neurologen aufsuchen.

Nach diesen Ausführungen ist die Bedeutung des positiven Liquors für die Einleitung einer entsprechend energischen Therapie bereits im Frühstadium darin gegeben, daß die späteren syphilogenen Nervenerkrankungen sich aus diesen positiven Liquorfällen zu rekrutieren scheinen. Da es nun erfahrungsgemäß um so schwieriger ist, den positiven Liquor auf das Normale zu bringen, je länger er besteht, und es andernteils nicht feststellbar ist, welcher von den liquorpositiven Patienten späterhin von einer Nervenerkrankung befallen sein wird, darf nicht gewartet werden, bis klinische Erscheinungen von seiten des Nervensystems aufgetreten sind, sondern es muß alles unternommen werden, um normale Liquorverhältnisse zu schaffen.

Die Frage, ob die Konstatierung eines negativen Liquors mit Sicherheit Spätnervenerkrankungen ausschließt, kann, wie immer sie beantwortet wird, die Stellungnahme zum positiven Liquor nicht wesentlich ändern, da ja die weitaus größte Anzahl der syphilitischen Nervenerkrankungen schon frühzeitig positiven Liquor zeigt (Dreyfus, Gennerich u. a. mehr). Wie häufig metasyphilitische Erkrankungen bei negativem Liquor entstehen, müßte erst nachgewiesen werden. Jedenfalls gehört die Entstehung einer Paralyse nach negativem Liquor zu den Raritäten.

Daß auch nach dem vierten Krankheitsjahre noch Liquorveränderungen auftreten können, hat kürzlich Mras in einer statistischen Zusammenstellung aus der Abteilung Prof. Mucha gezeigt. Nun ist aber dieses Vorkommnis selbst bei so strenger Evidenz und Beobachtung wie bei Prostituierten ein außerordentlich seltenes. An der Klinik Finger wurde bei Zehntausenden von Liquoruntersuchungen, von denen ein großer Teil auch bei primär negativem Liquor fortlaufend angestellt wurde, ein solches Ereignis nie beobachtet.

Aus den Veröffentlichungen der psychiatrischen Stationen geht im allgemeinen hervor, daß Liquorbefunde und klinische Erscheinungen keineswegs immer gleichartig beeinflußbar sind. In einem Referate auf dem Kongreß der Deutschen Gesellschaft für innere Medizin 1926 berichtete aber Wagner-Jauregg: „Es erfahren die Fälle, welche durch die Malaria eine volle und dauerhafte Remission der Paralyse erreicht haben, der Mehrzahl nach im Laufe der Zeit allmählich zunehmende Besserung ihrer Serum- und Liquorbefunde." Gerstmann, der übrigens prognostische Schlußfolgerungen aus den Liquorbefunden bei Paralyse verneint, gibt auch an, daß mit Stationärwerden der klinischen Remissionen gewöhnlich eine Besserung der Liquorreaktionen einhergeht. Daß die Psychiater bei Behandlung der Paralyse einen Wert auf die Beeinflussung des Liquors legen, beweist übrigens das Postulat Dattners, „durch Modifikation der therapeutischen Methoden, wenn nur irgend möglich, neben der klinischen Besserung einen Einfluß auf die humoralen Reaktionen zu gewinnen". Hieraus scheint uns ein Hinweis gegeben zu sein, den Liquor in der Zeit auf negativ zu bringen und zu erhalten, in welcher dies noch weniger Schwierigkeiten bereitet.

Es war wahrscheinlich, daß ein Verfahren, welches den paralytischen Prozeß günstig zu beeinflussen vermag, auch imstande sein würde, den positiven Liquor zu beeinflussen. In erster Linie kam die liquorpositive Spätlues mit ihrem hartnäckigen Liquor in Betracht, wo trotz wiederholter Intensivbehandlung der Liquor nicht zu sanieren war oder nach günstiger Beeinflussung wieder rezidivierte. Diese resistenten Fälle unterzog Kyrle zuerst einer Malariakur und die überraschend guten Erfolge, die er bei bisher unbeeinflußbaren Fällen sah, veranlaßten ihn zu einer ausgiebigen Verwendung der Malariatherapie liquorpositiver Fälle, um einerseits durch eine einzige Kur den Erfolg zu erreichen, welchen wiederholt energische Behandlung nicht herbeiführen konnte, anderseits Liquorrezidive auszuschließen.

Schließlich wurden auch bei der liquornegativen Syphilis mit Ausschluß derjenigen Fälle, bei denen eine Abortivkur ausgeführt werden konnte, die Malariabehandlung angewendet, um zu erforschen, ob durch diese Therapie ein Auftreten von Liquorveränderungen vermieden werden könnte.

Daß die Malariabehandlung einen wesentlichen Fortschritt in unserer Erkenntnis über die Beeinflussung des positiven Liquors in allen Stadien der Syphilis bedeutet, ist aus dem Krankenmaterial der Klinik Finger zu ersehen und wurde auch von allen Autoren, die diese Methode nachgeprüft haben, bestätigt.

Jeder Patient, der an der Klinik antiluetisch behandelt wird, wird auch einer Liquorkontrolle unterzogen. Sind wiederholte Lumbalpunktionen aus irgendwelchen Gründen nicht möglich, so ist frühestens

Ende des dritten bis vierten Jahres nach der Infektion der Liquor zu untersuchen.

Es mag gleich hier bemerkt sein, daß von den 267 liquorpositiven Fällen des besprochenen Materials 24 (8,9%) im Serum negativ waren, also ohne Lumbalpunktion als gesund betrachtet worden wären.

In jedem Falle wird außer der Wassermann-Reaktion, die Goldsol-, Pandy- und Nonne-Appelt-Reaktion und die Lymphozytenzählung durchgeführt.

Unter positiv verstehen wir in unseren Ausführungen einen Liquor, der in den Reaktionen, besonders in den Wassermann- und Goldsolreaktionen, mindestens mittelstarken Ausfall gibt. Wie im Serum wird auch im Liquor außer der Wassermann-Reaktion die Ballungsreaktion nach R. Müller ausgeführt.

Wenn nicht besonders bemerkt, sind die Augenuntersuchungen der Patienten an der Klinik Prof. Meller, die Nervenuntersuchungen an der Abteilung Prof. Mattauschek und die Ohrenuntersuchungen an der Klinik Prof. Neumann ausgeführt worden.

Malariatherapie und Liquor

Im ersten und zweiten Krankheitsjahre standen insgesamt 240 Patienten. Von diesen hatten 54 Kranke einen positiven Liquor, 23 Männer und 31 Frauen. Von diesen kamen 16 Patienten mit latenter Lues in Behandlung und 38 mit klinischen Erscheinungen. Von den latent Kranken wurden 16 schon früher behandelt, von denen mit Erscheinungen 2.

Alle 54 (100%) Fälle wurden negativ und blieben negativ. War der Liquor vor der Behandlung negativ, so konnten wir mit Ausnahme des unter klinischen Rezidiven eingereihten Falles von Lues cerebri keinen Fall beobachten, der nach der Malariakur eine Verschlechterung gezeigt hätte oder positiv geworden wäre. Wie schon früher erwähnt, kann im Frühstadium der positive Liquor auch durch andere Behandlungsmethoden oder spontan negativ werden; die Bedeutung der Therapie liegt vor allem in dem Umstand, daß bei weiterer Beobachtung der Liquor in allen Fällen negativ blieb.

Wir wollen hier vier Krankengeschichten mitteilen, welche als Beispiele des Behandlungserfolges dienen sollen.

Fall IX. L. M., 26 Jahre alt. Mai 1924 Geschwür am Glied, bei Privatarzt 2 Hg-salic.-Injektionen. Pat. bleibt von einer weiteren Behandlung aus und kommt im Oktober desselben Jahres an die Klinik Finger. Maculae minores et maiores confluentes partim orbiculares in cute trunci et in tergo. Papulae erosae in lamina interna praeputii et in sulco coronario. Papulae orbiculares in labio superiore oris. Papulae in tonsilla utraque et in arcubus. Scleradenitis inguinalis bilateralis modica. S.Wa.R. +++, Liquor Wa.R. +++, Goldsol +++, Pandy +++, Nonne-Appelt +++, Lymphozyten 83. Neurologischer Befund normal, Augenbefund normal. 18. X. bis 8. XI. Neosalvarsan 2,7 g, 14. XI. bis 2. XII. Malaria, 9 Anfälle, Höchsttemperatur 40,8, hierauf vom 3. XII. bis 28. XII. Neosalvarsan 3,15 g, Februar 1925 Wa.R. —, Liquor S.Wa.R. —, Goldsol —, Pandy —,

Nonne-Appelt —, Lymphozyten 2. August 1925: S.Wa.R. —, Liquor Wa.R. —, Goldsol —, Pandy —, Nonne-Appelt —, Lymphozyten 3. März 1926: S.Wa.R. —, Liquor Wa.R. —, Goldsol —, Pandy —, Nonne-Appelt —, Lymphozyten 2.

An diesem Falle bemerken wir das prompte Schwinden des positiven Liquors nach einer einzigen Kur und das Bestehenbleiben der einmal negativ gewordenen Reaktionen.

Fall X. U. I., 39 Jahre alt, 1922 Juni: Sklerose, Privatarzt 40 Hg-Einreibungen. 1922 November Klinik Finger. Papulae ulcerosae confluentes in tonsilla utraque et in palato duro et papulae diphtheriticae in labio oris superiore. Scleradenitis submaxillaris modica. S.Wa.R. $++$. Pat. erhält vom 16. XI. bis 20. XII. Neosalvarsan 3,9 g, Mirion 100 cm^3 als Vorbehandlung. 18. XII. Lumbalpunktion, Liquor Wa.R. $++$, Goldsol $+++$, Pandy $+$, Nonne-Appelt $+$, Lymphozyten 17. Nervenbefund: O. B. Augenbefund: O. B. 23. XII. bis 12. I. Malaria, 9 Anfälle, Höchsttemperatur 40,7, Neosalvarsan 0,45 g, Pat. bleibt von der weiteren Behandlung aus. 16. I. 1923: Liquor Wa.R. $+++$, Goldsol $+++$, Pandy $+$, Nonne-Appelt $++$, Lymphozyten 8. 18. II. 1923: S.Wa.R. —, Liquor Wa.R. $+$, Goldsol $++(+)$, Pandy $\pm$, Nonne-Appelt $\pm$, Lymphozyten 2. 21. XII. 1923: S.Wa.R. —, Liquor Wa.R. —, Goldsol $++$, Pandy $+$, Nonne-Appelt —, Lymphozyten 2. 15. V. 1925: S.Wa.R. —, Liquor Wa.R. —, Goldsol —, Pandy —, Nonne-Appelt —, Lymphozyten 4.

Dieser Patient hatte eine unausgiebige Nachbehandlung mitgemacht. Noch ein Jahr nach der Malariakur war die Goldsolreaktion mittelstark positiv, die anderen Reaktionen in Spuren positiv. Zweieinhalb Jahre nach der Kur sind alle Reaktionen im Serum und im Liquor negativ. Es gibt demnach Fälle, wo es längere Zeit braucht, bis der positive Liquor normal wird. Dieser Fall zeigt auch, daß die Goldsolreaktion oft als letzte negativ wird.

Fall XI. K. R., 36 Jahre alt. 1923 Mai: „Geschwür am Glied", Privatarzt Lokalbehandlung. September 1923: „Geschwüre" am Unterschenkel. Privatarzt Lokalbehandlung. 1923 November: Exanthem, Klinik Neapel Kalomelinjektionen (Dosierung?). 1924 Jänner: Klinik Finger, Lues latens. S.Wa.R. $+++$, Liquor Wa.R. $+++$, Goldsol $++(+)$, Pandy $+(+)$, Nonne-Appelt $+$, Lymphozyten 16. Augenbefund: O. B. Nervenbefund: O. B. 8. I. bis 22. I. Neosalvarsan 2,25 g, 30. I. bis 15. II. Malaria, 9 Anfälle, Höchsttemperatur 41, als Nachbehandlung Neosalvarsan 4,8 g, 12. III. S.Wa.R. $++$, Liquor Wa.R. $\pm$, Goldsol $+(+)$, Pandy $+$, Nonne-Appelt $\pm$, Lymphozyten 9. 6. V. 1924: S.Wa.R. —, Liquor Wa.R. —, Goldsol —, Pandy —, Nonne-Appelt —, Lymphozyten 4. 23. IX. 1924: S.Wa.R. —, Liquor Wa.R. —, Goldsol —, Pandy —, Nonne-Appelt —, Lymphozyten 2. 14. IV. 1925: S.Wa.R. —, Liquor Wa.R. —, Goldsol —, Pandy —, Nonne-Appelt —, Lymphozyten 3. 10. VI. 1926: S.Wa.R. —, Liquor Wa.R. —, Goldsol —, Pandy —, Nonne-Appelt —, Lymphozyten 2.

Dieser Fall einer erscheinungsfreien Lues von etwa einem halben Jahre zeigt, daß unmittelbar nach der kombinierten Malaria-Salvarsan-Kur der Liquor nur gebessert, zwei Monate später negativ wird und bei weiterer Beobachtung negativ bleibt.

Fall XII. St. H., 17 Jahre alt. Juni 1921: Papeln am Genitale, Brünn, Privatarzt. Neosalvarsan 3,3 g (?). Oktober 1921: Klinik Finger, Lues latens. S.Wa.R. $+++$, Liquor Wa.R. $++$, Goldsol $+++$, Pandy $+$, Nonne-Appelt $+(+)$, Lymphozyten 34. Nervenbefund: normal. Pat. kommt erst im Jänner 1922 zur Behandlung an die Klinik. S.Wa.R. $+++$, Neosalvarsan 6,0 g, Mirion 140 cm³. März 1922: S.Wa.R. —, Liquor Wa.R. $+$, Goldsol $+$, Pandy $\pm$, Nonne-Appelt $\pm$, Lymphozyten 8. August 1922: S.Wa.R. —, Liquor Wa.R. $+$, Goldsol $\pm$, Pandy $\pm$, Nonne-Appelt $\pm$, Lymphozyten 4. Dezember 1922: S.Wa.R. $+$, Liquor Wa.R. $++$, Goldsol $++(+)$, Pandy $+$, Nonne-Appelt $+$, Lymphozyten 36. Vom 20. XII. bis 8. I. 1923 Neosalvarsan 2,4 g Vorbehandlung. Malaria 9 Anfälle, Höchsttemperatur 40,9 und Neosalvarsan 0,45 g. Pat. kommt nicht zur ambulatorischen Behandlung. Februar 1923: S.Wa.R. $+$, Liquor Wa.R. $+$, Goldsol $++(+)$, Pandy —, Nonne-Appelt —, Lymphozyten 6. Mai 1923: S.Wa.R. —, Liquor Wa.R. —, Goldsol —, Pandy —, Nonne-Appelt —, Lymphozyten 2. September 1923: S.Wa.B. —, Liquor Wa.R. —, Goldsol —, Pandy —, Nonne-Appelt —, Lymphozyten 1. Juni 1924: S.Wa.R. —, Liquor Wa.R. —, Goldsol —, Pandy —, Nonne-Appelt —, Lymphozyten 2. August 1925: S.Wa.R. —, Liquor Wa.R. —, Goldsol —, Pandy —, Nonne-Appelt —, Lymphozyten 2.

Es handelt sich um eine Pat., die wegen latenter Lues mit positivem Liquor in klinische Behandlung kam. Nach einer intensiven Salvarsan-Mirion-Behandlung besserte sich der Liquor. Neun Monate nach dieser Kur trat ein Liquorrezidiv mit Erhöhung der Lymphozyten und fast komplett positiv werdender Goldsolreaktion auf. Die Malariabehandlung brachte den Liquor allmählich auf das Normale und der negative Befuud konnte bei weiteren Kontrollen wieder erhoben werden.

Die bisherigen Beobachtungen ergaben, daß die Malariatherapie imstande ist, den positiven Liquor bei frischer Lues (ein bis zwei Jahre) in 100% negativ zu machen und negativ zu erhalten.

Die Gesamtzahl der mit über zwei Jahre alter Syphilis in Dauerbeobachtung gestandenen Fälle beträgt 127, davon hatten 79 einen positiven Liquor (Männer 42, Frauen 37). Von diesen waren 72 erscheinungsfrei und 7 boten Erscheinungen (1 mit Gumma und 6 mit Papeln). Von den latent Kranken hatten früher 61 eine gute Behandlung mitgemacht, schlecht oder nicht behandelt waren 11. Von den Patienten mit Erscheinungen waren 6 früher ausgiebig behandelt und 1 unbehandelt.

Von den 79 Fällen wurden nach der Malariabehandlung im Liquor negativ 44 (55,7%), 34 (43%) günstig beeinflußt und 1 Fall (1,3%) blieb unbeeinflußt.

Teilen wir die 79 Fälle in zwei Gruppen, in eine inklusive bis zum fünften Krankheitsjahr und eine zweite über das fünfte Krankheitsjahr hinaus, so kommen wir zu folgendem Resultate.

Tabelle 5

Alter der Krankheit	Zahl der Fälle	negativ geworden	beeinflußt	unbeeinflußt
bis inkl. fünf Jahre	32	27	5	—
über fünf Jahre	47	17	29	1
Summe...	79	44	34	1

Je jünger das Krankheitsalter, um so größer die Zahl der negativ gewordenen Fälle, oder in einem je früheren Krankheitsalter man mit der Therapie einsetzt, um so sicherer kann man auf einen vollen Erfolg rechnen. Es ist sehr wahrscheinlich, daß die Zahl der negativen Fälle bei weiterer Kontrolle der Patienten noch größer werden wird, weil das Abklingen des Liquors von positiv auf negativ oft lange Zeit braucht. Wenn man diesen Umstand auch nicht in Betracht zieht, muß man die oben angeführten Ergebnisse für unvergleichlich besser ansehen, als sie jede andere Behandlung erzielen kann.

Zur Veranschaulichung der Wirksamkeit der Malariabehandlung in diesen Stadien der Syphilis sollen hier einige Krankengeschichten angeführt werden:

Fall XIII. L. F., 24 Jahre alt. Dezember 1919: Klinik Finger, Maculae maiores et minores in cute trunci et in extremitatibus superioribus et inferioribus et in tergo usque ad nucham. Angina specifica. Oedema indurativum labii majoris dextri. Papulae diphtheriticae in facie interna et externa labii minoris utriusque et in facie interna labii majoris dextri et ad clitoridem et ad commissuram posteriorem. Scleradenitis inguinalis bilateralis eminens. S.Wa.R. +++, 30. XII. 1919 bis 6. I. 1920 Neosalvarsan 3,0 g und 12 Hg-salic.-Injektionen. Jänner 1920: S.Wa.R. +++, Liquor Wa.R. —, Goldsol —, Pandy —, Nonne-Appelt —, Lymphozyten 1. März 1920: S.Wa.R. —, Neosalvarsan 3,0 g, 3 Hg-salic.-Injektionen, S.Wa.R. +. Pat. bleibt von der weiteren Behandlung aus und kommt erst im Oktober 1920 zur Kontrolle. S.Wa.R. +++, Liquor Wa.R. +++, Goldsol +++, Pandy +++, Nonne-Appelt +++, Lymphozyten 187. Augenbefund: O. B. Nervenbefund: O. B. Neosalvarsan 5,40 g, Mirion 100 cm³. April 1921: S.Wa.R. +, Liquor Wa.R. ++, Goldsol +++, Pandy ++, Nonne-Appelt ++, Lymphozyten 70. Jänner 1924: S.Wa.R. ++, Liquor Wa.R. +++, Goldsol +++, Pandy ++, Nonne-Appelt ++, Lymphozyten 123. 21. I. 1924 bis 11. II. Neosalvarsan 2,70 g, 15. II. bis 29. II. Malaria, 9 Anfälle, Höchsttemperatur 40,5, dann vom 3. III. bis 2. V. 1924 Neosalvarsan 5,70 g. Mai 1924: S.Wa.R. ++, Liquor Wa.R. +++, Goldsol ++, Pandy ±, Nonne-Appelt ±, Lymphozyten 1. Mai 1925: S.Wa.R. —, Liquor Wa.R. —, Goldsol —, Pandy —, Nonne-Appelt —, Lymphozyten 2. Juni 1926: S.Wa.R. —, Liquor Wa.R. —, Goldsol —, Pandy —, Nonne-Appelt —, Lymphozyten 0.

Bei einer Patientin, die unregelmäßig und größtenteils mit kleinen Salvarsanmengen behandelt wurde, war der hochpositive Liquor nach einer einzigen Malaria-Salvarsan-Behandlung unmittelbar nach der Kur gebessert, um dann negativ zu werden und bei einer weiteren Kontrolle nach zwei Jahren auch zu bleiben.

Fall XIV. W. L., 30 Jahre alt. März 1919 hypertrophische Papeln am Genitale, Leukoderm. S.Wa.R. +++, Liquor Wa.R. +++, Goldsol +++, Pandy +++, Nonne-Appelt +++, Lymphozyten 364. Von März bis Juni 1919 Neosalvarsan 6,0 g, Tuberkulininjektionen. Juni 1919: S.Wa.R. —, Liquor Wa.R. +, Goldsol ++, Pandy +, Nonne-Appelt +, Lymphozyten 23. Oktober 1919: S.Wa.R. +++, Liquor Wa.R. +++, Goldsol +++, Pandy +++, Nonne-Appelt +++, Lymphozyten 273. Nervenbefund: O. B. Augenbefund: Abgelaufene Iridozyklitis, Glaskörpertrübung und Exsudat auf der Papille. Silbersalvarsan 5,0 g, Milchinjektionen.

4*

Natr. jodati 100 g intern. März 1920: S.Wa.R. +, Liquor Wa.R. +, Goldsol +, Pandy +(+), Nonne-Appelt ++, Lymphozyten 169. Oktober 1920: S.Wa.R. +++, Liquor Wa.R. +++, Goldsol +++, Pandy ++, Nonne-Appelt ++, Lymphozyten 200. Nervenbefund: O. B. Augenbefund: Auf der Papille Bindegewebe, in der Peripherie chorioiditische Herde. Neosalvarsan 5,0 g, Mirion 100 cm³ bis Dezember 1920. Jänner 1921 bis März Neosalvarsan 5,0 g, Mirion 100 cm³. März 1921: S.Wa.R. —, Liquor Wa.R. —, Goldsol +(+), Pandy +, Nonne-Appelt +, Lymphozyten 27. April 1921 bis September Neosalvarsan 6,3 g, Mirion 100 cm³. September 1921: S.Wa.R. —, Liquor Wa.R. —, Goldsol ++, Pandy ++, Nonne-Appelt ++, Lymphozyten 59. November 1921 bis März 1922 Neosalvarsan 6,0 g. März 1922: S.Wa.R. ±. September 1923: S.Wa.R. —, Liquor Wa.R. +, Goldsol +++, Pandy ++, Nonne-Appelt ++, Lymphozyten 114. Augenbefund: Folgezustände nach Neuritis optica mit Exsudation und Chorioiditis links. Vereinzelte chorioiditische Herde in der Peripherie des Fundus rechts. 22. IX. 1923 bis 28. X. 1923 Neosalvarsan 3,0 g, Vorbehandlung. 5. XI. bis 25. XI. Malaria, 9 Anfälle, Höchsttemperatur 41,2, dann bis Februar 1924 Neosalvarsan 5,40 g als Nachbehandlung. Februar 1924: S.Wa.R. —, Liquor Wa.R. —, Goldsol —, Pandy —, Nonne-Appelt —, Lymphozyten 3. Juli 1924: S.Wa.R. —, Liquor Wa.R. —, Goldsol —, Pandy —, Nonne-Appelt —, Lymphozyten 3. Oktober 1925: S.Wa.R. —, Liquor Wa.R. —, Goldsol —, Pandy —, Nonne-Appelt —, Lymphozyten 0. Augenbefund: Visus normal. Feine Membranen im Glaskörper und zwei chorioiditische Herde. Papille von einer strangförmigen Membrane überlagert. Mai 1926: Serum und Liquor in allen Reaktionen negativ.

Dieser Patient wurde wiederholt energisch behandelt (33,3 g Neosalvarsan), ohne daß eine Veränderung des Liquors herbeigeführt werden konnte. Erst die kombinierte Malaria-Salvarsan-Kur brachte die pathologischen Befunde auf das Normale und die weiteren Untersuchungen ergaben das Persistieren der negativen Ergebnisse.

Fall XV. L. I., 30 Jahre alt. 1919 Juli: Männerheim, Sklerose am Glied. S.Wa.R. +++. Neosalvarsan 1,95 g, 20 Hg-salic.-Injektionen. 1919 Dezember: Klinik Finger, orbikuliertes Exanthem, nässende Papeln am Skrotum, S.Wa.R. +++, Liquor Wa.R. —, Goldsol —, Pandy —, Nonne-Appelt —, Lymphozyten 2. Dezember 1919 bis Februar 1920 Neosalvarsan 3,45 g, 12 Hg-salic.-Injektionen. Arthigon- und Milchinjektionen. Mai 1920: S.Wa.R. +, Neosalvarsan 4,5 g, 10 Hg-salic.-Injektionen. Dezember 1920: S.Wa.R. +++, Liquor Wa.R. —, Goldsol +, Pandy —, Nonne-Appelt —, Lymphozyten 5. Neosalvarsan 5,1 g, Mirion 100 cm³. April 1921: S.Wa.R. +, Neosalvarsan 6,9 g, Mirion 130 cm³. August 1921: S.Wa.R. —, Neosalvarsan 6,0 g in Traubenzucker gelöst; während der Kur wird die S.Wa.R. +++. März 1922: S.Wa.R. +++, Liquor Wa.R. +++, Goldsol +++, Pandy ++, Nonne-Appelt ++, Lymphozyten 78. Nervenbefund: O. B., Augenbefund: O. B. Neosalvarsan 5,55 g in einzeitigen Injektionen nach Linser, mit Sublimat 0,55 g. Mai 1922: S.Wa.R. +++, Liquor Wa.R. ++, Goldsol ++, Pandy +, Nonne-Appelt +, Lymphozyten 19. Juni bis August 1922 Linser-Kur, Neosalvarsan 6,15 g mit Sublimat 0,615 g. August 1922: S.Wa.R. ++, Liquor Wa.R. +, Goldsol —, Pandy —, Nonne-Appelt —, Lymphozyten 3. Oktober 1922: S.Wa.R. +, Linser-Kur Neosalvarsan 5,85 g mit Sublimat 0,585 g. Februar

1923: S.Wa.R. +. Liquor Wa.R. +, Goldsol +, Pandy +, Nonne-Appelt +, Lymphozyten 21. Linser-Kur, Neosalvarsan 5,55 g, Sublimat 0,555 g. August 1923: S.Wa.R. +++, Neosalvarsan 5,55 g. Oktober 1923: S.Wa.R. +++, Liquor Wa.R. ++, Goldsol ++, Pandy ++, Nonne-Appelt +, Lymphozyten 75. Nervenbefund: O. B. 10. XI. bis 18. XII. 1923 Neosalvarsan 3,60 g, 23. XII. bis 7. I. 1924 Malaria, 9 Anfälle, Höchsttemperatur 40,7 und schließlich vom 9. I. bis 24. II. Neosalvarsan 4,35 g. April 1924: S.Wa.R. +, Liquor Wa.R. +, Goldsol +, Pandy —, Nonne-Appelt —, Lymphozyten 3. September 1924: S.Wa.R. +, Liquor Wa.R. —, Goldsol —, Pandy —, Nonne-Appelt —, Lymphozyten 2. Juni 1925: S.Wa.R. —, Liquor Wa.R. —, Goldsol —, Pandy —, Nonne-Appelt —, Lymphozyten 2. Juni 1926: S.Wa.R. —, Liquor Wa.R. —, Goldsol —, Pandy —, Nonne-Appelt —, Lymphozyten 1.

Diese Krankheitsgeschichte bietet in verschiedener Beziehung bemerkenswerte Einzelheiten. Der Patient wird etwa ein halbes Jahr nach seiner Infektion im Liquor untersucht. Das Ergebnis ist ganz normal. Ein und ein halbes Jahr nach der Infektion wieder lumbalpunktiert, gibt nur die Goldsolreaktion einen schwach positiven Befund, alle anderen Reaktionen sind negativ; etwa drei und ein halbes Jahr nach der Infektion ist trotz der bis dahin energisch vorgenommenen Behandlung der Liquor positiv. Man sieht, daß die Goldsolreaktion als erste die beginnenden pathologischen Veränderungen im Liquor anzeigt und als letzte negativ wird, eine Beobachtung, auf die schon Kyrle, Brandt und Mras hingewiesen haben. Die einzeitigen Injektionen nach Linser haben zwar den Liquor günstig beeinflußt, es traten aber bald wieder Liquorrezidive auf. Die Lumbalpunktion, ein halbes Jahr nach der Infektion ausgeführt, war für nichts beweisend, denn der positive Liquor kam erst zwischen dem zweiten und dritten Krankheitsjahre zur vollen Entwicklung.

Der ausgezeichnete therapeutische Effekt geht aus der Krankengeschichte so deutlich hervor, daß eine weitere Auseinandersetzung überflüssig erscheint. Der Patient hat vor der Malaria 56,55 g Neosalvarsan und außerdem Quecksilber und Jod erfolglos erhalten.

Nachdem wir einige Krankengeschichten mitgeteilt haben, aus denen man den auffallend günstigen Erfolg der Malaria-Salvarsan-Behandlung ersehen kann, Krankengeschichten, die wir noch um viele vermehren könnten, weil sie durchaus keine Ausnahmen bilden, halten wir es für zweckmäßig, auch zwei Krankengeschichten hier anzuführen, wo ein so guter Effekt nicht erzielt werden konnte.

Aus den einleitenden Worten zu diesem Kapitel ist ja bereits hervorgegangen, daß es keineswegs immer gelingt, den Liquor zu sanieren, sondern daß das Krankheitsalter für die Erreichung einer völligen Heilung von ganz wesentlicher Bedeutung ist. Wenn man auch durch die Malariatherapie weit mehr erreicht als durch jede andere Behandlung, so gibt es doch auch bei dieser Behandlungsmethode Fälle, die wenig oder gar nicht zu beeinflussen sind.

Fall XVI. Sch. P., 42 Jahre alt (dieser Pat. war der erste, der an der Klinik Finger die Malariabehandlung mitmachte). 1905 Sklerose am

Penis. Danzig, Privatarzt, Hg-Schmierkur und Hg-Injektionen. 1905 bis
1920 ohne Behandlung. 1920 Lues latens, 1920 April Klinik Finger:
S.Wa.R. +++, Liquor Wa.R. +++, Goldsol +++, Pandy +++,
Nonne-Appelt +++, Lymphozyten 57. Neosalvarsan 6,0 g, Mirion 100 cm^3.
1921 Jänner: S.Wa.R. +++, Neosalvarsan 6,0 g, Mirion 100 cm^3. 1921
März: S.Wa.R. +++, Liquor Wa.R. +++, Goldsol +++, Pandy
+++, Nonne-Appelt +++, Lymphozyten 21. Nervenbefund (Prof.
Redlich): Linke Pupille etwas größer als die rechte, linke Pupille verzogen,
sonst o. B. 1921 Mai: S.Wa.R. +++, Liquor Wa.R. +++, Goldsol
+++, Pandy +++, Nonne-Appelt +++, Lymphozyten 78. Neo-
salvarsan 6,0 g, Mirion 100 cm^3. 1921 September: S.Wa.R. +++, Neo-
salvarsan 6,9 g, Mirion 100 cm^3. 1921 November: S.Wa.R. +++, Liquor
Wa.R. +++, Goldsol +++, Pandy +++, Nonne-Appelt +++,
Lymphozyten 16. 1922 März: S.Wa.R. +++, Neosalvarsan 7,0 g, Milchinjektionen, Phlogetan. 1922 August: S.Wa.R. +++, Liquor Wa.R.
+++, Goldsol +++, Pandy +++, Nonne-Appelt +++, Lympho-
zyten 42. 29. VIII. bis 20. X. 1922: Trépol 20 cm^3, 25. XI. bis 5. XII. Malaria,
8 Anfälle, Höchsttemperatur 41. Februar 1923: S.Wa.R. +++, Liquor
Wa.R. +++, Goldsol +++, Pandy ++, Nonne-Appelt ++, Lympho-
zyten 2. Neosalvarsan 4,0 g. 1923 April: S.Wa.R. +++, Liquor Wa.R.
+++, Goldsol +++, Pandy ++, Nonne-Appelt ++, Lymphozyten 1.
1923 August: Zweite Malariakur, nur viermal gefiebert, keine Vor- und keine
Nachbehandlung. Februar 1924: S.Wa.R. +++, Liquor Wa.R. +++,
Goldsol +++, Pandy +, Nonne-Appelt +(+), Lymphozyten 1. 1924
September: S.Wa.R. +++, Liquor Wa.R. +++, Goldsol +++,
Pandy +, Nonne-Appelt +(+), Hämolysin-Reaktion —, Lymphozyten 1.
1925 Juni: S.Wa.R. +++, Liquor Wa.R. +++, Goldsol ++(+), Pandy +,
Nonne-Appelt +(+), Lymphozyten 1. 1926 Juni: S.Wa.R. +++, Liquor
Wa.R. +++, Goldsol +++, Pandy ±, Nonne-Appelt +, Lymphozyten 0.
Nerven- bzw. Augenbefund unverändert wie 1921.

Ein Patient, der siebzehn Jahre krank ist, erhält vor der Malariabehandlung im Laufe von nicht ganz zwei Jahren 31,9 g Neosalvarsan
kombiniert mit Mirion, Milch und Phlogetan, ohne daß die geringste
Änderung des positiven Liquorbefundes erreicht worden wäre. Nach
der ersten Malariakur, ohne entsprechende Vor- und Nachbehandlung,
sieht man das erste Mal ein Sinken der Lymphozytenzahl auf das Normale.
Wenn auch die Beeinflussung der Lymphozytose kaum als Maßstab
für die Wirksamkeit einer Therapie genommen werden kann, so muß
hier immerhin vermerkt werden, daß nach der Malariatherapie überhaupt
irgendeine Änderung im Liquor zu erzielen war. Nun macht der Patient
nach acht Monaten eine zweite reine Impfmalaria mit; er fiebert nur
viermal, wie wir das bei Fällen, die mit Malaria reinokuliert werden,
fast stets sehen. Bis Juni 1926 ist die Lymphozytenanzahl normal
geblieben, Pandy und Nonne-Appelt zeigen Spuren, Goldsol und Wassermann bleiben komplett positiv.

Es war also bei fast dreijähriger Kontrolle und nach zwei Malaria-
kuren eine geringe Besserung, aber keine Sanierung des Liquors er-
reichbar.

Fall XVII. Pf. I., 41 Jahre alt, März 1909 Klinik Riehl: Exanthem,
12 Hg-salic.-Injektionen. August 1919 Klinik Finger: Abduzensparese

des rechten Auges. S.Wa.R. +++, Liquor Wa.R. +++, Goldsol +++,
Pandy +++, Nonne-Appelt +++, Lymphozyten 33. Neosalvarsan 3,45 g,
12 Hg-salic.-Injektionen. März 1920: S.Wa.R. +++, Liquor Wa.R.
+++, Goldsol +++, Pandy +, Nonne-Appelt +, Lymphozyten 1.
Neosalvarsan 3,0 g, 13 Hg-salic.-Injektionen, dazwischen Arthigon und
Milchinjektionen. Oktober 1920: Augenbefund und Nervenbefund o. B.
S.Wa.R. +++, Liquor Wa.R. +++, Goldsol +++, Pandy ++,
Nonne-Appelt ++, Lymphozyten 7. Neosalvarsan 4,35 g, Mirion 90 cm³.
Jänner 1921: S.Wa.R. +++, Liquor Wa.R. +++, Goldsol +++,
Pandy +, Nonne-Appelt +, Lymphozyten 1. Neosalvarsan 5,10 g, Mirion
120 cm³. Mai 1921: S.Wa.R. +++, Liquor Wa.R. ++, Goldsol ++(+),
Pandy ++, Nonne-Appelt ++, Lymphozyten 2. Neosalvarsan 5,10 g,
Mirion 120 cm³. September 1921: S.Wa.R. +++, Liquor Wa.R. +++,
Goldsol ++(+), Pandy +, Nonne-Appelt +, Lymphozyten 4. Neo-
salvarsan 5,4 g, Mirion 130 cm³. April 1923: S.Wa.R. +++, Liquor
Wa.R. +, Goldsol ++, Pandy +, Nonne-Appelt +, Lymphozyten 6.
Februar 1924: S.Wa.R. +++, Liquor Wa.R. +, Goldsol +(+), Pandy +,
Nonne-Appelt +, Lymphozyten 2. 22. IV. bis 19. V. 1924 Vorkur Neo-
salvarsan 2,70 g, 23. V. bis 4. VI. Malaria, 8 Anfälle, Höchsttemperatur 40,1,
und vom 5. VI. bis 22. VII. Neosalvarsan 4,50 g. April 1925: S.Wa.R. +++,
Liquor Wa.R. +, Goldsol +(+), Pandy +, Nonne-Appelt +, Lymphozyten 1.

Es handelte sich um eine Patientin, die an einer 15 Jahre alten
Lues leidet, welche wegen einer Augenmuskellähmung die Klinik Finger
aufsucht und bei der der positive Liquor durch Kuren (Neosalvarsan
32,70 g) bis zu einem bestimmten Grade gebessert wird. Die Malariabehandlung hat keine weitere Besserung erreichen können, der Liquor
blieb unbeeinflußt.

Wir müssen nochmals betonen, worauf auch Kyrle immer aufmerksam gemacht hat, daß die kombinierte Malaria-Salvarsan-Kur
keine restlosen Erfolge bei der Behandlung von Patienten mit positivem
Liquor erzielt.

Neurorezidive

Wir haben die Fälle von Neurorezidiven (4 Männer und 1 Frau)
aus der Gruppe der Lues cerebri herausgehoben, weil die gesonderte
Besprechung der Frühlues mit Nervensymptomen angezeigt ist.

Bevor wir die Fälle besprechen, möchten wir zwei Krankengeschichten
hier einfügen:

Fall XVIII. F. R., 22 Jahre alt. Krankheitsalter unbekannt. Mai 1923:
Klinik Finger. Latente Lues. S.Wa.R. +++, vom 2. V. bis 16. VI. 1923
Neosalvarsan 4,20 g, Mirion 90 cm³. Juli 1923 S.Wa.R. ±, Liquor Wa.R. —,
Goldsol —, Pandy —, Nonne-Appelt —, Lymphozyten 2. September 1923:
S.Wa.R. +++, Liquor Wa.R. +++, Goldsol +++, Pandy +++,
Nonne-Appelt +++, Lymphozyten 177. Augenbefund: Fazialisparese von
peripherem Typus, Ohrenbefund: Beiderseits starke Affectio nervi coclearis
für Sprache und Stimmgabel, Kopf-Knochen-Leitung hochgradig herab-
gesetzt, Vestibularreaktion o. B. Vom 12. IX. bis 12. X. Neosalvarsan
3,0 g als Vorbehandlung, dann 29. X. bis 11. XI. Malaria, 8 Anfälle, Höchsttemperatur 40,2, und 14. XI. bis 20. XII. Neosalvarsan 3,0 g als Nach-

behandlung. November 1923: S.Wa.R. ++(+), Liquor Wa.R. ++, Goldsol ++, Pandy ±, Nonne-Appelt ±, Lymphozyten 4. Jänner 1924: S.Wa.R. ±, Goldsol —, Pandy —, Nonne-Appelt —, Lymphozyten 1. Februar 1925: S.Wa.R. —, Goldsol —, Pandy —, Nonne-Appelt —, Lymphozyten 5. Mai 1926: S.Wa.R. —. Augen- und Ohrenbefund normal.

Fall XIX. Z. I., 33 Jahre alt. August 1925: Sklerose am Glied, S.Wa.R. —, Spirochaetae pallidae +++, vom 22. VIII. bis 12. X. 1925 Neosalvarsan 5,4 g; während der Salvarsanbehandlung zeigte die S.Wa.R. eine Zacke bis schwach positiv, sinkt dann wieder auf negativ herab. September 1925: S.Wa.R. —, Liquor Wa.R. ++, Goldsol +(+), Pandy +++, Nonne-Appelt +++, Lymphozyten 61. Nervenbefund: Fazialisparese in allen drei Ästen. Augenbefund: Lagophthalmus, Fazialisparese. Ohrenbefund: Rechts vollständige Taubheit bei unerregbarem Vestibularapparat. Vorbehandlung 10. XII. 1925 bis 26. I. 1926 Neosalvarsan 4,35 g, 30. I. bis 17. II. Malaria, 9 Anfälle, Höchsttemperatur 40,1, 20. II. bis 21. III. Neosalvarsan 2,25. Wegen eines beginnenden Erythems Abbruch der Salvarsanbehandlung, Bismogenol 24 cm³. Jänner 1926: S.Wa.R. —, Liquor Wa.R. +(+), Goldsol ±, Pandy ±, Nonne-Appelt ±, Lymphozyten 3. Juni 1926: S.Wa.R. —, Liquor Wa.R. —, Pandy —, Nonne-Appelt —, Lymphozyten 2. Augenbefund: Fazialisparese gebessert. Ohrenbefund: Pat. hört annähernd normal. Nervenbefund: Fazialisparese gebessert.

Der erste hier besprochene Fall hat wegen latenter Syphilis 4,20 g Neosalvarsan und 90 cm³ Mirion erhalten. Die S.Wa.R. war nach der Kur in Spuren positiv und der Liquorbefund in allen Reaktionen negativ. Zweieinhalb Monate nach dieser gewiß nicht schwachen Behandlung trat eine Fazialisparese auf. S.Wa.R. und alle Reaktionen des Liquors waren komplett positiv. Es handelt sich also um ein Neurorezidiv, aufgetreten nach einer guten, wenn auch nicht sehr intensiven Behandlung. Nach einer kombinierten Malaria-Salvarsan-Kur wurden zunächst die S.Wa.R. und die Liquorreaktionen abgeschwächt, um dann nach einigen Monaten völlig negativ zu werden und bei weiterer Kontrolle negativ zu bleiben.

Der zweite Patient bietet große Ähnlichkeit mit jenen Fällen von Salvarsanschädigungen, auf welche Finger zu Beginn der Salvarsanära hingewiesen hat. Der Patient macht wegen einer seronegativen Sklerose eine reine Neosalvarsankur im Ausmaße von 4,5 g mit. Es zeigt während der Kur die S.Wa.R. einmal einen schwach positiven Befund, also keine Abortivkur. Drei Monate nach dieser intensiven Salvarsanbehandlung sucht Patient die Klinik mit einer schweren Nervenschädigung auf. S.Wa.R. ist weiter negativ, Liquorbefund komplett positiv, die eingeleitete Malaria-Salvarsan-Behandlung vermag zwar den Liquor auf das Normale zu bringen, die Nervenläsionen werden aber im Laufe eines halben Jahres nicht wieder vollständig geheilt, es bleibt ein Rest der Schädigung zurück, der auch zur Zeit der Abfassung dieser Arbeit noch immer feststellbar ist.

Nach einer mündlichen Angabe des Hr. Prof. Mattauschek scheinen in letzter Zeit gegen die Behandlung refraktäre Fälle von Neurorezidiven häufiger aufzutreten.

Von den anderen drei Patienten, die wir mit Neurorezidiv an der Klinik Finger zu beobachten Gelegenheit hatten, hat nur einer eine zu schwache Behandlung, eine sogenannte An- oder Reizbehandlung erhalten, er bekam bei einem Privatarzt 1,8 g Neosalvarsan als Gesamtdosis injiziert; die zwei anderen Patienten erhielten jeder je 6,0 g Neosalvarsan im Laufe ihrer Behandlung.

Wenn die Anzahl von fünf Neurorezidiven im Vergleiche zu der Größe des beobachteten Krankenmaterials schon eine auffallende Tatsache ist, so ist der Umstand, daß mit Ausnahme eines Falles alle eine ausgiebige Salvarsanbehandlung erhalten haben, sehr bemerkenswert. Ob die Ansicht, daß auch 6,0 g Salvarsan für den einen dieselbe Reizdosierung beinhalten könne wie 1,8 g für den anderen Patienten, oder ob die Erklärung, daß reine Salvarsankuren, wie bei den beschriebenen vier Fällen, in erster Linie Neurorezidive erzeugen, richtig ist, oder ob es sich nicht in dem einen Falle vielleicht doch um eine Salvarsanintoxikation handelt, können wir nicht entscheiden.

Bei allen fünf Fällen war der Liquor vor Auftreten des Neurorezidivs negativ, es würde sich also um echte Meningo- oder Neurorezidive handeln (Gennerich).

. Durch die Malariakur wurden alle Neurorezidive im Liquor negativ. Da auch andere Behandlungsmethoden dieselbe Wirkung in den meisten Fällen erzielen können, möchten wir der Malariatherapie bei Neurorezidiv keine allzu große Bedeutung beilegen, höchstens den einen Umstand . hervorheben, daß die Sanierung des Liquors durch eine einzige Kur erzielt wurde.

Es ist nicht ohne Interesse, daß nach den bisherigen Erfahrungen echtes Neurorezidiv sogenannte Metalues für die Zukunft ausschließen soll (Mattauschek). Vielleicht steht die leichte Beeinflussung des pathologischen Liquors bei Neurorezidiv mit dieser Erfahrungstatsache im Zusammenhang.

Lues nervosa

Die in diesem Kapitel angeführten Fälle gehören in das Arbeitsgebiet des Neurologen und werden hier nur kurz besprochen, weil sie einen Teil des an der Klinik durch längere Zeit beobachteten Materials bilden. Die Erfolge, die Wagner-Jauregg und seine Schule bei der Metalues mit Impfmalaria erreicht haben, sind heute allgemein anerkannt, und eine schon fast unübersehbare Literatur gibt über die Wirksamkeit dieser Methode Bericht.

Wir wollen vorausschicken, daß es sich bei unseren Fällen vielfach um Patienten handelt, die beschwerdefrei waren und lediglich zur Kontrolle ihres Liquors die Klinik aufgesucht hatten, also um beginnende Nervenerkrankungen, bei denen oft erst die neurologische Untersuchung die Art ihrer Erkrankung aufdeckte.

Mit beginnender Paralyse wurden 21 Männer und 8 Frauen beobachtet, insgesamt 29 Patienten. Von ihnen wurden im Liquor negativ 2 (7%), günstig beeinflußt 26 (89,5%) und unverändert blieb 1 Fall (3,5%).

Bei Tabes war von 45 Fällen (30 Männer und 15 Frauen) kein einziger im Liquor unbeeinflußt geblieben. 14 Fälle (31,1%) wurden negativ.

Daß mit diesen günstigen Ergebnissen nicht in allen Fällen die klinischen Erscheinungen parallel gingen, braucht bei den anatomischen Veränderungen dieser Erkrankung nicht wunderzunehmen. Jedenfalls ist aber der Effekt der Behandlung bei beginnender Tabes in einigen Fällen auch in klinischer Beziehung ein guter (Bering u. a.), und wenn auch der Liquor bei Tabes oft spontan sich bessern oder negativ werden kann, muß die Beeinflussung des Liquors durch die Malariabehandlung als günstig angesehen werden.

Wagner-Jauregg empfiehlt die Malariatherapie bei Tabes vor allem im präataktischen Stadium.

Von den Fällen mit Lues cerebri wurden die Neurorezidive schon früher besprochen. Es wurden 55 Patienten, 30 Männer und 25 Frauen, mit Malaria-Salvarsan behandelt. 22 Patienten (40%) wurden im Liquor negativ, 32 (58,2%) günstig beeinflußt und 1 Fall (1,8%) blieb unbeeinflußt.

Es ergibt sich demnach, daß die Beeinflussung des Liquors durch die Malariabehandlung auch bei der Lues nervosa besser als die durch andere Behandlungsmethoden ist.

Die Malaria-Salvarsan-Behandlung hat einen völligen Umschwung in unserer Erkenntnis über die Beeinflussung des positiven Liquors in allen Stadien der Syphilis herbeigeführt. Von sämtlichen positiven Liquorfällen unseres Materials sind ohne Rücksicht auf das Krankheitsalter nur 1,1% unbeeinflußt geblieben. Es gibt kein Verfahren, das gleich gute Resultate erzielen könnte. Am leichtesten beeinflußt wird der Lymphozytengehalt, dann folgen Eiweiß-Globulin-Reaktionen und als letzte die koloidchemischen Reaktionen, besonders die Goldsolreaktion.

Es sei nochmals hervorgehoben, daß ein großer Teil der Patienten in früheren Jahren wiederholt und intensiv behandelt wurde, ohne daß eine Änderung der Liquorreaktionen erzielt werden konnte. Die Zahl der negativ gewordenen Fälle wird bei weiterer Beobachtung sicher noch größer werden, weil der Liquor oft Jahre braucht, um nach der Malariakur negativ zu werden.

Sieht man in den liquorpositiven Patienten pro futuro besonders gefährdete Kranke (Kyrle), dann hat die Malariabehandlung den größten prophylaktischen Wert, denn mit dem Schwinden der positiven Reaktionen im Liquor und dem Persistieren der negativen Befunde müßte die Gefahr luetischer Spätnervenerkrankungen gebannt sein.

Wir können die Besprechung über die Beeinflussung des Liquors nicht besser schließen als mit den Worten Kyrles, daß bei Liquorträgern die Malariabehandlung heute die Methode der Wahl darstellt und daß, wenn sich in einem Falle überhaupt etwas erreichen läßt, dies der Weg ist, auf dem es gelingt.

Eine Übersicht über das Gesamtmaterial, das an der Klinik Finger durch längere Zeit beobachtet wurde, bieten die folgenden Tabellen (6 und 7).

Tabelle 6. Beeinflussung der Liquorbefunde in den beobachteten Fällen

Alter der Lues	Dauer-beobach-tung	Liquor vor der Behandlung positiv	Liquor nach der Behandlung		
			negativ	beeinflußt	unbeeinflußt
1 bis 2 Jahre	240	54	54	—	—
über 2 Jahre	127	79	44	34	1
Lues nervosa — Neuro-rezidive	5	5	5	—	—
Lues nervosa — P. p. incipiens	29	29	2	26	1
Lues nervosa — Tabes	45	45	14	31	
Lues nervosa — Lues cerebri	55	55	22	32	1
Summe...	501	267	141	123	3

Tabelle 7. Beeinflussung des positiven Liquors in Prozenten

Alter der Lues	Liquor vor der Behandlung positiv	Liquor nach der Behandlung		
		negativ	beeinflußt	unbeeinflußt
1 bis 2 Jahre	54	100%	—	—
über 2 Jahre	79	55,7%	43%	1,3%
Lues nervosa — Neurorezidive	5	100%	—	—
Lues nervosa — P. p. incipiens	29	7%	89,5%	3,5%
Lues nervosa — Tabes	45	31,1%	68,9%	—
Lues nervosa — Lues cerebri	55	40%	58,2%	1,8%
Summe...	267	52,8%	46,1%	1,1%

VII. Rezidive und Reinfektionen

Das Auftreten von Rezidiven hat für die Beurteilung der Wirksamkeit einer antiluetischen Behandlungsmethode natürlich die größte Bedeutung. Wenn man auch bei der Malariabehandlung auf einen Erfolg in jedem Falle nicht rechnen kann, so muß man mit Recht verlangen, daß der Prozentsatz der Rezidive nach dieser Behandlungsart geringer als der nach anderen entsprechend intensiven Kuren ist.

Würde es sich aber für das Frühstadium der Syphilis ergeben, daß die Zahl der Rezidive eine gleich hohe wie nach anderen Behandlungsmethoden ist, so würde, abgesehen davon, daß die Malariabehandlung gewiß keinen ganz harmlosen Eingriff darstellt, daß der Patient eine Zeitlang bettlägerig sein muß usw., noch folgender Nachteil entstehen: Dadurch, daß in den meisten Fällen eine Impfmalaria ein zweites oder drittes Mal nicht mehr in demselben Ausmaße (Anzahl der Fieberanfälle, Fieberhöhe) wie das erste Mal erzeugt werden kann, könnte man bei späterem Auftreten eines positiven Liquors im Gefolge eines Rezidivs nicht mehr so energisch vorgehen, als wenn der Patient ohne frühere Malariabehandlung in die Kur getreten wäre. Da nun die kombinierte Malaria-Salvarsan-Kur für die Beeinflussung des positiven Liquors derzeit zweifellos die beste Behandlungsart ist, würde man in einem solchen Falle des wirksamsten Mittels verlustig werden.

Bei dem in dieser Statistik verwendeten Patientenmaterial wurden drei Rezidive beobachtet.

Der erste Fall hatte die Malariakur wegen eines Serorezidivs, welches ein halbes Jahr nach einer ausgiebigen Kur (Neosalvarsan 6,0 g) aufgetreten war, der er wegen Sklerose unterzogen wurde, mitgemacht. Der zweite Fall war früher nicht behandelt worden, sondern trat wegen Papeln am Genitale in die Behandlung der Klinik. Bei dem einen Fall traten drei Monate, bei dem anderen fünf Monate nach der Kur Rezidiverscheinungen auf. Der dritte Fall betrifft eine Patientin, bei welcher ein vorher negativer Liquor nach der Malariabehandlung positiv wurde.

Fall XX. T. E., 23 Jahre alt, 19. XII. 1924 Klinik **Finger**. Makulöses Exanthem am Stamme, hypertrophische Papeln am Genitale. S.Wa.R. + + +, Liquor Wa.R. —, Goldsol —, Pandy —, Nonne-Appelt —, Lymphozyten 3. Gravidität im fünften Monate. 22. XII. 1924 bis 10. I. 1925 Neosalvarsan 2,40 g. 24. I. bis 2. II. Malaria, 7 Anfälle mit Höchsttemperatur bis 40,9, 4. II. bis 3. III. Neosalvarsan 4,0 g, 10. III. S.Wa.R. —. 1. IV. Klinik **Piskaček**: Partus, reifes Kind, S.Wa.R. des Kindes negativ. 19. IV.: S.Wa.R. bei Mutter und Kind negativ. 19. VIII.: Patientin kommt an die Klinik mit Sprachstörungen. Nervenbefund (**Dattner**): Akuter luetischer zerebraler Prozeß, latente Epilepsie, Merkfähigkeitstörung und Unbeholfenheit in der Spontansprache. S.Wa.R. + + +, Liquor Wa.R. + + +, Goldsol + + +, Pandy +(+), Nonne-Appelt +(+), Lymphozyten 24. S.Wa.R. des Kindes negativ.

Die Patientin hat die Malariakur während ihrer Schwangerschaft beschwerdefrei mitgemacht und am normalen Schwangerschaftsende ein reifes Kind geboren. Ein halbes Jahr nach der Malaria-Salvarsan-Kur bot die Patientin das Bild einer zerebralen Lues. Es ist dies der einzige Fall, der an der Klinik beobachtet werden konnte, wo ein vorher negativer Liquor nach der Kur positiv wurde.

Nach Abschluß dieser Statistik wurden an der Klinik noch mehrere Rezidive wie auch Reinfektionen beobachtet. Sie sind ebensowenig in diesen Ausführungen verwertet wie die später erscheinungsfrei zur Kontrolle gekommenen Patienten. Unter diesen Rezidivfällen konnten wir auch solche sehen, bei denen das Intervall zwischen Kur und Rezidiv ein sehr kurzes war, und die klinisch ein anderes als das sonst gewohnte Bild der Rezidive darboten (**Scherber**, v. **Berde**). Diese

Änderung im Ablaufe der klinischen Erscheinungen entspricht einer alten Erfahrung über die Beeinflussung von fieberhaften Infektionskrankheiten auf die Syphilis (Neumann u. a.).

Scherber erwähnt in seinen Arbeiten zwei bemerkenswerte Fälle von Rezidiven nach Malariabehandlung; der eine Rezidivfall trat gleich im Anschluß an die Malaria auf, immer wieder rezidivierende gummöse Periostitiden verschiedener Lokalisation (Schädeldach, Sternum, Rippe), und der zweite entstand einige Monate nach der Behandlung und rezidivierte trotz energischer Therapie wiederholt. Scherber meint, es handle sich bei diesen Fällen um eine Virulenzsteigerung des syphilitischen Virus, um eine lokale Mobilisierung und Änderung der Immunitätsverhältnisse. Eine gewisse Ähnlichkeit mit diesen zwei Fällen hat ein Fall, der an der Klinik Finger beobachtet werden konnte. Eine Patientin wurde wegen rudimentärer Tabes ohne Salvarsanvorbehandlung mit Malaria inokuliert. Nach acht Fieberanfällen konnte die Malaria mit Chinin nicht kupiert werden. Es ist dies der an anderer Stelle schon erwähnte chininresistente Fall unseres Materials. Während der protrahierten Fieberanfälle wurde ein Gumma in der Lendenwirbelsäule festgestellt (ausführliche Publikation folgt von Planner).

V. Berde berichtet, daß er in einem vierten Teile der Primäraffekte (Gesamtzahl 4) und in einem fünften Teile der Sekundärerscheinungen (Gesamtzahl 10) kurze Zeit nach Beendigung der Malaria Rezidive gesehen hat. Nun hat v. Berde seine Fälle zu Studienzwecken keiner Vorbehandlung unterzogen. Wenn wir aus dem Material der Klinik die Fälle herausheben würden, die entweder keine Salvarsanbehandlung mitgemacht oder die nur zwei- bis dreimal gefiebert haben, so würde sich die Zahl der Rezidive noch erhöhen. Es ist der größte Wert auf eine richtige Durchführung der Malaria-Salvarsan-Behandlung zu legen. Wenn auch die kombinierte Malariabehandlung der Klinik Finger nur ein Schema darstellt, so besteht gar kein Zweifel, daß eine Änderung in dem Behandlungsausmaße keinesfalls in einer Verminderung der Salvarsangesamtdosierung ohne Nachteil für den Erfolg gemacht werden darf.

Mucha sah bei 21 liquornegativen Fällen 5 Rezidive. Nun ist die Gesamtzahl der an der Abteilung Mucha mit negativem Liquor behandelten Fälle 116; 95 Fälle sind daher nicht weiter beobachtet worden. Unter den fünf Rezidiven ist ein einwandfreies Meningorezidiv; für den einen oder anderen Fall lehnt Mucha eine Reinfektion nicht ab. Bei späterer Kontrolle von 56 Patienten inklusive der früher angeführten, welche größtenteils an der Abteilung Mucha die Malariakur mitgemacht hatten, konnten 11 Rezidive nachgewiesen werden. Von diesen hatten 6 die Malariakur mit einzeitigen Injektionen nach Linser mitgemacht, 2 sind kombiniert mit Pallicid und 3 kombiniert mit Neosalvarsan behandelt worden. Von den mit Salvarsan behandelten Patienten hatten 2 die Malariakur an der Klinik Finger mitgemacht, 1 Patient ist nicht vorbehandelt worden und der zweite entzog sich der Nachbehandlung. Unter den Rezidiven sind zwei Liquorrezidive, einschließlich des einen

schon früher erwähnten, beide nach Linser-Kuren. Nach Malaria-
Salvarsan-Wismut-Kuren wurden keine Rezidive beobachtet.

Wir teilen die uns gütigst zur Verfügung gestellten Beobachtungen
mit, ohne der in Kürze erscheinenden Veröffentlichung von Mucha
und Mras vorgreifen zu wollen.

Bei den an der Klinik beobachteten Reinfektionen müssen wir zwei
Gruppen unterscheiden: Die eine Gruppe, bei welcher der neue Affekt
sicher einer Reinfektion entspricht, soweit die Diagnose überhaupt
mit Sicherheit gemacht werden kann, wo es sich also klinisch um eine
Sklerose mit regionärer Drüsenschwellung und mit anderer Lokalisation
als die erste Affektion handelt, bei der reichlichst Spirochäten festgestellt
werden konnten, die S.Wa.R. noch negativ war und das Intervall zwischen
dem Auftreten der beiden Affekte etwa ein Jahr oder mehr betragen
hat. Zu dieser Gruppe gehören ausschließlich Männer, entsprechend
der Erfahrungstatsache, daß Frauen sehr häufig die Primärerscheinungen
übersehen und erst bei Auftreten sekundärer Zeichen die Klinik aufsuchen. Diese mit sekundären Erscheinungen, Exanthemen vom Typus
eines Erstlingsexanthems, beobachteten Patientinnen bilden die zweite
Gruppe.

So konnten wir beispielsweise einen Patienten beobachten, der
wegen Sklerose, S.Wa.R. positiv, eine Malaria-Salvarsan-Kur mitgemacht
hatte und ein Jahr lang im Serum wiederholt kontrolliert negativ war.
Nach einem Jahr erschien der Patient mit einem Freund wieder an der
Klinik zur Untersuchung. Beide hatten mit derselben Partnerin geschlechtlich verkehrt und bei beiden konnte eine Sklerose festgestellt
werden. Bei dem Patienten war die Sklerose an einer anderen Stelle
als der erste Primäraffekt, Spirochäten reichlich positiv und S.Wa.R.
negativ.

Zur zweiten Gruppe gehört ein Fall, eine Puella publica, welche
wegen Papeln am Genitale und Exanthem am Stamme einer Malariabehandlung unterzogen wurde, ein Jahr im Serum negativ war und dann
wegen eines ausgebreiteten Exanthems, das klinisch einem Erstlings-
exanthem entsprach, neuerlich auf die Klinik aufgenommen wurde.
Die Patientin selbst gab an, etwa vier Wochen vorher ein „Anschwellen
einer Schamlippe" bemerkt zu haben.

Einen Fall konnten wir beobachten, der in die Gruppe der Serorezidive einzureihen ist, bei dem aber durch die gleichzeitige Beobachtung
von Mann und Frau eine Reinfektion nicht ausgeschlossen werden kann.
Der Mann infizierte nach einem extramatrimoniellen Verkehre seine
Frau. Er machte eine Abortivkur mit, infizierte sich neuerlich von
seiner Frau, und es ist fraglich, ob nicht später seine Frau zum zweiten
Male infizierte. Wir wollen diese Krankengeschichte hier ausführlich
wiedergeben:

Fall XXI. Frau H. A., 40 Jahre alt, wird vom 22. IX. bis 8. X. 1924
an der Klinik Finger im Serum wiederholt kontrolliert, weil ihr Mann
wegen Sklerose (außerehelicher Verkehr zugegeben) in Behandlung steht.
Patientin ist erscheinungsfrei, S.Wa.R. negativ. Der Mann macht vom

22. IX. bis 9. XI. eine Abortivkur mit. Frau und Mann bleiben trotz eindringlicher Aufforderung von der Kontrolle aus. Am 7. XII. 1924 erscheinen beide wieder auf der Klinik. Die Frau zeigt ein makulöses Exanthem, der Mann eine Sklerose an anderer Stelle als die erste mit reichlichem Spirochätenbefund und negativer S.Wa.R. Der Mann hat sich also zum zweiten Male an seiner von ihm infizierten Frau infiziert und wird ambulatorisch mit Neosalvarsan, 6,0 g, behandelt. Die Frau bekommt vom 10. XII. 1924 bis 10. I. 1925 Neosalvarsan 3,45 g, macht dann die Malariakur mit, 8 Anfälle, und erhält vom 8. II. bis 17. III. als Nachbehandlung Neosalvarsan 3,9 g. S.Wa.R. war bei der Frau bis 6. IV. negativ, sie erscheint nicht zur weiteren Kontrolle. Der Mann kommt am 27. III. an die Klinik mit chancriformer Papel am Genitale, S.Wa.R. positiv; das Blut der Frau ist, wie schon erwähnt, am 6. IV. noch negativ, sie kommt aber erst am 26. VII. zur neuerlichen Untersuchung. Jetzt ist die S.Wa.R. positiv, eine Infektionsstelle kann nicht gefunden werden, die Frau ist erscheinungsfrei. Beide geben zu, in der in Frage kommenden Zeit miteinander geschlechtlich verkehrt zu haben. Ein Befragen der Frau über etwa aufgetretene Erscheinungen während der nicht kontrollierten Zeit bleibt durch die Indolenz der Frau resultatlos. Es könnte immerhin angenommen werden, daß die Frau durch ihren Mann ein zweites Mal infiziert wurde, daß aber die Erscheinungen zur Zeit der Untersuchung bereits geschwunden waren.

Dieser Fall eines Serorezidivs und der frühere Fall eines Exanthems nach Malariakur wurden hier nur erwähnt, um zu zeigen, daß bei Frauen Entscheidungen, ob Rezidiv oder Reinfektion, oft schwer zu treffen sind.

Die Zahl der bisher an der Klinik Finger nach kombinierter Malaria-Salvarsan-Behandlung kontrollierten Fälle ist noch zu gering, um ein abschließendes Urteil über das Verhältnis Behandlungsmethode und Rezidiv fällen zu können.

VIII. Gravidität und Malariakur

Darüber, daß die Aussichten für schwangere luetische Frauen, ein lebendes, womöglich auch gesundes Kind zu bekommen, wesentlich günstiger sind, wenn sie antiluetisch behandelt werden, herrscht, wie man auch aus einem Sammelbericht Neugartens ersehen kann, heute bereits volle Übereinstimmung unter allen, die sich mit dem Studium dieser Frage näher befassen.

Ebenso kann man es heute als feststehend bezeichnen, daß die guten Erfolge mit der Intensität der Behandlung zunehmen und besonders davon abhängig sind, in welchem Alter der Gravidität die Therapie begonnen wird. Eine Therapie kurz vor dem Partus wird im allgemeinen nur wenig leisten können, während sie eine günstigere Prognose schafft, wenn sie schon im Beginn der Schwangerschaft eingeleitet wird.

Aus der Literatur, die sich mit der Statistik der Erfolge der Therapie luetischer Schwangerer befaßt, sei als Beispiel die Statistik von H. Boas und S. A. Gammeltoft angeführt. Aus ihr ist zu entnehmen, daß die besten Resultate dann gewonnen werden, wenn die Frauen vor und während der Gravidität behandelt wurden. Nach dieser Statistik hatte von 158 unbehandelten syphilitischen Frauen nur eine ein gesundes Kind, von 79 Frauen, die nur vor der Gravidität eine Neosalvarsankur machten, hatten bereits 60 gesunde Kinder, während in den 7 Fällen, wo eine Neosalvarsanbehandlung sowohl vor als auch während der Gravidität durchgeführt wurde, 6 gesunde Kinder geboren wurden.

Ebenso stellen Klaften und Kalmann auf Grund ihrer Erfahrungen die Forderung auf, die Patientinnen möglichst energisch zu behandeln. In ihrem Material hatten von 22 behandelten Frauen 18 gesunde Kinder, während von 64 nichtbehandelten Frauen nur 21 scheinbar gesunde Kinder geboren wurden, von denen im Verlauf weniger Wochen noch 6 Kinder luetische Manifestationen boten. Danach fallen auf 64 Geburten bei Lues der Mutter, wenn sie nicht behandelt wird, nur 15 gesunde Kinder. Klaften kommt zu dem Ergebnis, daß die besten Aussichten für die Gesundheit des Kindes dann gegeben sind, wenn vor und während der Schwangerschaft behandelt wird. Wenn auch die schwangere Frau während ihrer Gravidität erscheinungsfrei ist und die serologische Untersuchung negativ ausfällt, so soll dies in einem Falle, wo sicher Lues bestand, nicht dazu verleiten, die Frauen von einer Behandlung auszunehmen. Denn bei den Fällen, wo die Lues nur vor der Schwangerschaft oder nur während derselben behandelt wurde, sind die Mißerfolge zahlreicher als dort, wo vor und während der Gravidität behandelt wird.

Um den vereinzelt auftretenden Bemerkungen zu begegnen, daß eine Behandlung luetischer gravider Frauen nicht imstande sei, die Infektion des Kindes zu vermeiden und die Kinder, wenn sie auch klinisch und serologisch durch längere Zeit beobachtet erscheinungsfrei sind, trotzdem als krank zu betrachten sind, sei eine Krankengeschichte angeführt, nach welcher eine Frau, die vor und während der Gravidität behandelt wurde, ein Kind geboren hat, das zirka drei Jahre beobachtet, stets erscheinungsfrei und S.Wa.R. negativ war und dann mit einer sicher akquirierten rezenten Lues in Behandlung kam.

Fall XXII. Krankengeschichte der Mutter: T. M., 26 Jahre alt, Hilfsarbeiterin. 7. III. 1922 Aufnahme auf die Klinik. Befund: Großfleckiges konfluierendes Exanthem am Stamm, luxurierende Papeln am Genitale, vereinzelte Papeln an beiden Oberschenkeln, Mäßige Skleradenitis der Leistendrüsen, S.Wa.R. +++, Liquor Wa.R. —, Goldsol +, Pandy +, Nonne-Appelt ±, Lymphozyten 2. Vom 12. III. bis 5. V. 1922 Neosalvarsan 6,0 g, Mirion 35 cm³. 3. V. 1922: S.Wa.R. —, 12. X. 1922: S.Wa.R. +++, Liquor Wa.R. —, Goldsol +, Pandy und Nonne-Appelt ±, Lymphozyten ²/₃. Pat. ist erscheinunsgfrei, Neosalvarsan 0,6 g. Weitere Behandlung wird eigenmächtig unterbrochen. 20. III. 1923 erscheint die Frau wieder und bietet folgenden Befund: Orbikuläre Papeln am Hals, Papeln am Genitale, S.Wa.R. +++. Gravid im Beginn des vierten Monates. 20. III. bis 16. VI. 1923 Neosalvarsan 1,35 g und Linser 4,65 g. 21. V. 1923: S.Wa.R. —, erscheinungsfrei, 25. VI. 1923: S.Wa.R. —, Liquor in allen Reaktionen negativ, Lymphozyten ⅓, am 16. IX. 1923 normaler Partus.

Die Patientin wurde demnach vor der Schwangerschaft behandelt, hatte in der ersten Hälfte der Schwangerschaft ein klinisches Rezidiv und wurde deshalb einer neuerlichen energischen Therapie unterzogen.

Krankengeschichte des Kindes: T. H., Mädchen, geboren 16. IX. 1923. Befund am 29. X. 1923: Reifes Kind, erscheinungsfrei, S.Wa.R. —, 26. I. 1924, 4. VIII. 1924, 29. X. 1925, stets erscheinungsfrei und S.Wa.R. —. Am 16. VII. 1926 bringt die Mutter das Kind auf die Klinik zur Untersuchung. Sie gibt an, daß das Kind wegen einer Nagelbetterkrankung seit zirka fünf Wochen auf einer chirurgischen Station behandelt wird. Die Untersuchung ergibt einen Primäraffekt in Form einer syphilitischen Paronychie am Daumen der linken Hand. Typische Skleradenitis der linken Kubitaldrüse (zirka bohnengroß). Da das Kind mit desinfizierenden Salben und Umschlägen behandelt wurde, waren Spirochäten nicht nachweisbar. Die Affektion war vollständig schmerzlos, S.Wa.R. + + +. Die Mutter bringt das Kind nicht zur Behandlung und stellt es erst am 19. X. 1926 wieder vor. Befund: Roseola am Stamm, besonders reichlich in der Glutäalgegend, Skleradenitis der linken Kubitaldrüse, S.Wa.R. + + +.

Das Kind, das vorher nie eine antiluetische Behandlung mitgemacht hat, bei wiederholter Untersuchung stets erscheinungsfrei und S.Wa.R. negativ war, zeigte im Alter von zirka drei Jahren eine sicher frische Infektion mit Lues und muß demnach als ein gesund geborenes bezeichnet werden.

Es war nun von Interesse zu sehen, wie sich die Malariatherapie bei graviden Frauen in bezug auf Verträglichkeit und Wirksamkeit verhält. Um die Frage beantworten zu können, wurden einige schwangere Frauen versuchsweise mit der kombinierten Neosalvarsan-Malaria-Kur behandelt.

Während der Gravidität machten 11 Frauen die Malariakur durch, die Mehrzahl von ihnen, es sind dies 8 Frauen, begannen die Kur bereits in der zweiten Hälfte der Schwangerschaft, wo die Aussichten auf einen günstigen Erfolg, wie bereits erwähnt, schon schlechter sind. Nur bei 3 Frauen konnte die Therapie in der ersten Hälfte der Gravidität eingeleitet werden. Im frühesten Fall war die Schwangerschaft drei Monate alt und im ältesten sieben Monate.

Das Fieber verursachte bei den Schwangeren nicht mehr Beschwerden als bei den übrigen Patienten. Nur bei einer Patientin trat im Verlauf der Behandlung ein so starker Ikterus auf, daß die Malaria deshalb vorzeitig kupiert werden mußte. Bei einer anderen Patientin erschöpfte sich die Malaria nach dem dritten Fieberanfall von selbst, die folgenden Anfälle traten in unregelmäßigen Intervallen auf, dauerten nur zwei bis drei Stunden und erreichten kaum die Höhe von 38°.

Die schwangeren Frauen wurden, bevor wir sie mit Malaria inokulierten, besonders genau untersucht. Das Herz mußte absolut verläßlich sein. Auf die Erhebung eines genauen Lungenbefundes wurde großes Gewicht gelegt, da Gravidität und Malaria, von denen jede für sich eine Tuberkulose provozieren kann, besonders dann, wenn sie beide gleichzeitig zusammenwirken, einen unangenehmen Einfluß ausüben könnten. Außerdem wurde auch der Funktionszustand der Nieren berücksichtigt. Geringe Spuren von Albumen im Harne boten noch keine Kontraindikation, wenn sich sonst keine renalen Schädigungen fanden. Auch während der Malaria wurden die Frauen genau beobachtet, um Komplikationen rechtzeitig zu erkennen, und wenn sie zu entstehen drohten, die Malaria sofort kupieren zu können. Bisher hatten wir, ausgenommen in dem erwähnten Falle mit Ikterus, keinen Anlaß dazu.

Die Malaria wurde auch bei den schwangeren Frauen mit 4 Chinininjektionen kupiert, ohne daß es zur Auslösung von Wehen gekommen wäre.

Was die Erfolge der Behandlung betrifft, so konnten wir beobachten, daß von 11 Frauen, 10 ein lebendes Kind geboren hatten und nur 1 Frau ein totes Kind zur Welt brachte. Als Beispiel für die Behandlung gravider Frauen mit der Malariakur seien folgende Krankengeschichten angeführt.

Fall XXIII. K. R., 27 Jahre alt, Bedienerin. Am 26. I. 1923 Aufnahme auf die Klinik. Befund: Erscheinungsfrei. S.Wa.R. +++, Liquor in allen Reaktionen —, Lymphozyten 7. Bisherige Geburten nach Angabe der Patientin: 1921 ausgetragenes, scheinbar gesundes Kind, zwei Monate alt infolge „Verkühlung" gestorben. Im Jahre 1922 und 1923 je eine Totgeburt, im achten Schwangerschaftsmonat, 31. I. bis 3. IV. 1923 Neosalvarsan 5,7 g und Mirion 100 cm³. 3. IV. 1924: S.Wa.R. +. Neuerliche Aufnahme am 3. IX. 1924. Befund: Erscheinungsfrei, gravid im siebenten Monat, Kopfschmerzen, S.Wa.R. +++, Liquor Wa.R. ++, Goldsol ++(+), Pandy ±, Nonne-Appelt ++, Lymphozyten 327. 9. IX. bis 30. IX. Neosalvarsan 2,85 g. 2. X. 1924: S.Wa.R. +++, 1. X. und 11. X. intravenöse Inokulation, 12. X. bis 25. X. 8 Fieberanfälle, Höchsttemperatur 40,9°. 25. X. Kupierung mit Chinin. 26. X. bis 10. XI. Neosalvarsan 2,8 g, 7. XI. S.Wa.R. +++.

Laut Mitteilung der Klinik Prof. Piskaček: 13. XI. normaler Partus am normalen Schwangerschaftsende, Kind 50½ cm lang, 3700 g schwer, 25. XI. S.Wa.R. —, 22. XII. S.Wa.R. —. Am 6. I. wurde bei dem Kind eine Otitis media suppurativa bemerkt, weswegen es von der Mutter einer Anstalt in Pflege gegeben wurde. Dort starb das Kind am 14. III. 1924 an einer Nephritis, die mit der Otitis in Zusammenhang stand. Bis zu seinem Tode bot das Kind keinerlei luetische Manifestationen.

Die zwei Totgeburten dieser Frau sind am wahrscheinlichsten eine Folge ihrer Lues. Durch die Malariakur gelang es, obwohl sie erst im siebenten Schwangerschaftsmonat begonnen wurde, ein reifes, lebendes, allem Anschein nach auch gesundes Kind zu erzielen.

Während in diesem Falle der Malariakur bereits eine andere Behandlung vorausging, handelt es sich in folgendem Falle um eine Frau, die nur während der Gravidität mit der Malariatherapie behandelt wurde.

Fall XXIV. B. R., 21 Jahre alt, Haushalt. 5. V. 1925 Aufnahme auf die Klinik. Befund: Erscheinungsfrei, S.Wa.R. +++, Liquor Wa.R. +. Die übrigen Reaktionen negativ, Lymphozyten 2. Infektion unbekannt, gravid im sechsten Monat. 15. V. bis 14. VI. Neosalvarsan 3,15 g, 16. VI. und 18. VI. intravenöse Inokulation. 22. VI. bis 3. VII. 8 Fieberanfälle, Höchsttemperatur 40,5. 4. VII. Kupierung mit Chinin, 5. VII. bis 24. VIII. Neosalvarsan 3,9 g.

Mitteilung der Klinik Prof. Piskaček: Am 30. VIII. 1925 normaler Partus am normalen Schwangerschaftsende, Kind ist 50 cm lang, 3500 g schwer, 9. IX. S.Wa.R. —.

Nach Angabe der Mutter, die sich am 16. VII. 1926 zur Untersuchung an der Klinik einfand, ist das Kind vollkommen gesund, bietet keine Hauterscheinungen und entwickelt sich ganz normal. Eine neuerliche Blutuntersuchung konnte bei dem Kind bisher nicht durchgeführt werden. Die Mutter ist erscheinungsfrei, S.Wa.R. negativ.

Während die zwei angeführten Krankengeschichten ein Beispiel für den Erfolg der Therapie bieten, zeigt die folgende Krankengeschichte einen Fall, wo die Malariatherapie versagt hat.

Fall XXV. K. E., 16 Jahre alt, ohne Beruf. 3. XI. 1924 Aufnahme auf die Klinik. Befund: Hypertrophische, luxurierende Papeln am Genitale und in der Leistenbeuge. Mäßiges Leukoderm am Hals und Nacken, S.Wa.R. $+++$, Liquor in allen Reaktionen negativ, Lymphozyten $3\frac{1}{2}$. Gravid im sechsten Monat. Vom 10. XI. bis 3. XII. 1924 Neosalvarsan 2,75 g. 7. XII. S.Wa.R. $+++$, 4. XII. intravenöse Inokulation, 14. XII. bis 28. XII. 10 Fieberanfälle, Höchsttemperatur 40,4, 31. XII. 1924 und 2. I. 1925 je 2 Chinininjektionen zu 5 cm³, 1. I. bis 3. I. 1925 Neosalvarsan 0,9 g.

Mitteilung der Klinik Prof. Piskaček: Am 5. I. 1925 Frühgeburt im achten Monat der Gravidität, das Kind ist 43 cm lang, 2000 g schwer, erscheinungsfrei. 8. I. 1925: S.Wa.R. $++$.

In diesem Falle vermochte die Malariatherapie nicht mehr die Infektion der Frucht zu verhindern und die Frühgeburt aufzuhalten. Einen ähnlichen Mißerfolg sahen wir bei einer Frau, die gegen Ende des sechsten Schwangerschaftsmonates mit einem frischen makulopapulösen Exanthem in Behandlung trat. Das Kind, das sie geboren hat, war zwar ausgetragen, erscheinungsfrei und kurz nach der Geburt war die S.Wa.R. negativ, es zeigte aber bereits nach sechs Wochen eine syphilitische Psoriasis plantaris und die S.Wa.R. war positiv. Diese Frau ist die oben erwähnte, bei welcher es nur zu drei Fieberanfällen kam. Die Behandlung muß demnach als ungenügend bezeichnet werden.

Wie bereits bemerkt, hatte eine von den behandelten Frauen ein totes Kind geboren. In diesem Falle, wo die Frau wegen eines makulopapulösen Exanthems im Beginn des siebenten Schwangerschaftsmonates die Behandlung begann, kam es nach dem fünften Fieberanfall zu einer Totgeburt im achten Schwangerschaftsmonat. Die Patientin machte die Fieberkur trotzdem weiter, und die Malaria wurde erst nach dem achten Fieberanfall kupiert. Nach der Nachbehandlung mit 3,3 g Neosalvarsan trat bei ihr eine Dermatitis leichteren Grades auf, die unter Salbenbehandlung rasch abheilte. Ein Jahr später, während welcher Zeit die Patientin keine Behandlung mehr mitmachte, gebar sie nach ihrer Angabe ein gesundes Kind, das zwei Monate alt zur Untersuchung an die Klinik gebracht wurde. Es war erscheinungsfrei und die S.Wa.R. negativ. Da hier neben der Malariatherapie noch eine Dermatitis, deren Einfluß auf die Ausheilung der Lues aus mehreren Arbeiten hervorgeht, konkurriert, wollen wir diesen Fall nicht verwerten.

Von den 11 Frauen, die während der Gravidität behandelt wurden, hatten 6 Erscheinungen rezenter Lues und 5 waren erscheinungsfrei. Die Patientinnen mit florider Lues machten nur die Malariakur und keine von ihnen wurde bereits früher einmal behandelt. Bei einer von diesen Patientinnen konnte die Therapie schon in der ersten Hälfte der Gravidität eingeleitet werden. Sie hatte ein lebendes, reifes und ausgetragenes Kind, das erscheinungsfrei und im Serum negativ war. Bei den übrigen

5 Patientinnen wurde die Therapie erst in der zweiten Schwangerschaftshälfte, am Ende des sechsten Schwangerschaftsmonates und noch später begonnen. Bei einer von ihnen kam es während der Malaria zu einer Totgeburt, während 2 andere zwar lebende, aber kranke Kinder geboren haben. Von diesen beiden Frauen machte die eine nur eine ungenügende Behandlung mit, da die Malaria bereits nach dem dritten Fieberanfall spontan aufhörte. Die restlichen 2 Frauen haben reife Kinder geboren.

Von den 5 Frauen, die zur Zeit der Schwangerschaft frei von luetischen Erscheinungen waren und nur eine positive S.Wa.R. hatten, wurden durchwegs lebende, allem Anschein nach auch gesunde Kinder geboren; 3 von diesen Frauen machten die Malariakur als einzige Behandlung mit, während die übrigen 2 Frauen bereits vor der Schwangerschaft schon einmal antiluetisch behandelt wurden.

Eine Frau befand sich im Beginn der Therapie noch in der ersten Hälfte der Gravidität, während sich 4 bereits in der zweiten Hälfte derselben befanden.

Die Therapie wurde demnach meist unter ungünstigen Verhältnissen begonnen, da sich die Aussichten auf lebende, womöglich gesunde Kinder verschlechtern, wenn beim Beginn der Behandlung die Schwangerschaft weiter vorgeschritten ist. Besonders wenig konnte man bei den Fällen erwarten, bei welchen außerdem noch eine frische Lues vorlag. Trotz dieser ungünstigen Umstände konnte durch die Malariatherapie erreicht werden, daß von den 11 Frauen 8 ein allem Anschein nach gesundes und 2 ein immerhin lebendes Kind bekamen. Die Frühgeburt einer toten Frucht bei der letzten dieser Patientinnen wird kaum durch die Malaria verschuldet sein. Wir möchten hier eher annehmen, daß die Malariatherapie hier versagt hat und nicht mehr imstande gewesen ist, dieses Ereignis aufzuhalten.

Günstiger sind die Resultate bei den Frauen, wo die Gravidität erst nach der Malariakur auftrat. Bisher haben wir 5 Fälle dieser Art beobachtet.

Ein Jahr nach der Behandlung gebaren 2 Frauen gesunde, reife S.Wa.R.-negative Kinder. Die eine von den Frauen machte nur die Malariakur wegen einer frischen makulo-papulösen Lues, während die andere, deren Lues zirka sechs Monate alt war, zwei Monate vor der Malariakur eine Behandlung mit dem Präparat Bi.V (73 cm^3) erhalten hat. Beide Frauen waren zur Zeit des Partus erscheinungsfrei und die S.Wa.R. negativ.

Zirka zwei Jahre nach der Malariakur gebaren 2 Frauen gesunde, reife Kinder, deren S.Wa.R. negativ war. In beiden Fällen war die Malariakur die einzige antiluetische Behandlung, der die Frauen mit rezenter Lues mit Exanthem unterzogen wurden. Das eine von den Kindern konnte bisher durch neun Monate beobachtet werden. Es entwickelt sich gut, ist erscheinungsfrei und die serologische Untersuchung fällt immer negativ aus.

Die letzte von den 5 Frauen gebar zweieinhalb Jahre nach der Malariakur ein nach ihrer Angabe gesundes, reifes Kind, das 3800 g wog. Da die Mutter das Kind nicht auf die Klinik zur Untersuchung brachte, konnte die S.Wa.R. bisher nicht vorgenommen werden. Diese Patientin wurde im Jänner 1923 mit einer kombinierten Mirion-Neosalvarsan-Kur (Neosalvarsan 5,85 g, Mirion 120 cm³) behandelt, da sie Papeln hatte, und machte im November desselben Jahres wegen eines Serumrezidivs die Malariakur. Seither war sie bei einer Beobachtungsdauer von drei Jahren immer erscheinungsfrei. Sowohl die S.Wa.R. als auch der Liquor waren stets negativ.

In der Literatur fanden wir noch 2 Fälle, über die Mucha und 3 Fälle, über die Klaften berichtet. Bei den Patientinnen Muchas wurde die Malariakur während der Gravidität durchgeführt, ohne daß dieselbe dadurch irgendwie gestört worden wäre. Die Kinder beider Frauen waren bis zur Zeit der Mitteilung gesund. Beide Frauen machten die Kur wegen seropositiver Lues I mit. In den Fällen Klaftens handelt es sich um Frauen, die erst nach der Malariakur gravid wurden. Von den Kindern dieser Frauen waren 2 klinisch und serologisch erscheinungsfrei, reif und ausgetragen. Das Kind der dritten Frau hatte Rhagaden am After, so daß sich Klaften, ohne Rücksicht auf die negative S.Wa.R., entschloß, eine Präventivkur durchzuführen. Nach seiner Meinung ist das Material noch zu gering, um entscheiden zu können, ob bei schwangeren Frauen, die vor der Gravidität eine Malariakur machten und jetzt erscheinungsfrei und S.Wa.R.-negativ sind, von einer Sicherheitskur während der Schwangerschaft abgesehen werden kann oder nicht.

Einschließlich der in der Literatur verzeichneten Fälle stützen sich demnach die Beobachtungen auf 13 Frauen, die während der Gravidität und auf 8 Frauen, die vor der Gravidität einer Malariakur unterzogen wurden. Die letzteren machten während ihrer Schwangerschaft keine antiluetische Behandlung mit. Die Frauen, die aus dem Material der Klinik Finger stammen, fanden sich meist kurz nach der Geburt zur Untersuchung daselbst ein. Die Untersuchung ergab, daß sie erscheinungsfrei waren und auch im Serum einen negativen Befund boten.

Von den 13 Frauen, die während der Gravidität behandelt wurden, hatten 12 lebende Kinder und nur 1 ein totes Kind. Von den 12 Kindern sind 10 allem Anschein nach gesund und nur 2 sicher syphilitisch.

In den 8 Fällen, wo die Schwangerschaft erst nach der Malariabehandlung eintrat, sind die Resultate zufriedenstellend. In allen Fällen wurden lebende und ausgetragene Kinder geboren. Soweit die Kinder untersucht werden konnten, waren sie klinisch und serologisch negativ, ausgenommen den Fall Klaftens, wo die Rhagaden am After als Zeichen einer Lues aufgefaßt werden könnten.

Das vorliegende Material ist noch zu klein, um daraus irgendwelche allgemein gültige Schlüsse ziehen zu können. Dazu kommt noch, daß die Kinder nicht genügend lange in Beobachtung sind, um sicher behaupten zu können, daß sie gesund sind. Die Wahrscheinlichkeit, daß die Kinder gesund sind, ist ja groß. Denn sie sind ausgetragen, frei von jedweden luetischen Manifestationen, in den ersten Lebenswochen mit Ausnahme eines Falles, wo die S.Wa.R. nicht vorgenommen werden konnte, serologisch untersucht und negativ befunden. In einigen Fällen konnte die S.Wa.R. auch später, im längsten Falle bis zum zehnten Lebensmonat, wiederholt werden, immer mit negativen Ergebnis.

Die bisherigen Beobachtungen haben gezeigt, daß die Malariatherapie bei entsprechender Beobachtung auch während der Schwangerschaft, selbst in der zweiten Schwangerschaftshälfte ohne Gefährdung von Mutter und Kind angewendet werden darf. Selbst bei florider Lues und vorgeschrittener Gravidität kann es durch ihre Anwendung gelingen, lebende, ausgetragene Kinder zu gewinnen, von denen ein Großteil gesund zu sein scheint. Jedoch gilt auch hier die Regel, daß die Erfolge besser sind, wenn die Therapie bereits im Beginn der Gravidität eingeleitet werden kann. Hat die Frau jemals vor der Gravidität eine Malariakur durchgemacht, so sind die Aussichten auf ein lebendes, ausgetragenes, wahrscheinlich auch gesundes Kind selbst dann, wenn sie während der Schwangerschaft keine antiluetische Kur mehr macht, günstig. Ob von einer Sicherheitskur in solchen Fällen abgesehen werden kann, wenn die gravide Frau keine Zeichen von Lues bietet und S.Wa.R.- negativ ist, kann noch nicht entschieden werden, da die Zahl der Fälle zu gering und die Beobachtungsdauer der Kinder noch keine genügend lange ist.

IX. Die Malariatherapie der kongenitalen Lues

Bisher wurden 37 Patienten mit kongenitaler Lues der Malariakur unterzogen, 6 Männer und 30 Frauen. Der jüngste Patient war ein sechs Monate alter Knabe, der die Kur gut vertrug. Die Kinder vertragen mit ihrem leistungsfähigen Herzen und ihren akkommodationsfähigen Gefäßen die Fieberkur im allgemeinen sehr gut. Über die Inokulation, Zahl der Fieberanfälle und Kupierung der Malaria bei Kindern wurde das Nötige schon früher berichtet.

Die Patienten verteilen sich auf 16 Fälle mit Keratitis parenchymatosa, 2 mit positivem Liquor und 19 verschiedene Fälle, z. B. Chorioiditis, Laesio nervi VIII. usw., und einige symptomlose Patienten, bei denen bloß die positive S.Wa.R. die Indikation abgab.

Leider entzogen sich die meisten der weiteren Beobachtung, so daß wir über die dauernde Beeinflussung der serologischen Befunde nur wenig mitteilen können. Im allgemeinen sind sie auch der Malariatherapie gegenüber so hartnäckig, wie sie es erfahrungsgemäß auch bei anderen Behandlungsmethoden sind. Von den 14 Patienten, die wenigstens zirka ein Jahr beobachtet werden konnten, zeigten nur 2 eine negative S.Wa.R. nach der Behandlung, eine Abschwächung der serologischen Befunde nach erfolgter Therapie fanden wir in 4 Fällen, während die restlichen 8 Fälle unbeeinflußt blieben. Eine Eigenart zeigen hier die serologischen Befunde insofern, als manche von den Patienten kurz nach der Behandlung eine Abschwächung der Reaktion, in manchen Fällen sogar negative S.Wa.R. zeigten, die aber einige Wochen später wieder komplett positiv wurde und es blieb. Die Schwankungen sind hier stärker als bei den gebesserten Fällen der Spätlues, ihre Amplitude ist größer und die Reaktion rezidiviert in einigen Wochen wieder auf ihre alte Stärke, auf der sie dann bleibt. Mit positivem Liquor bei kongenitaler Lues wurden 2 Patienten behandelt, ein Mann und eine Frau. Aus der folgenden Krankengeschichte ist zu ersehen, daß die Malariatherapie auch auf den positiven Liquor bei kongenitaler Lues einen günstigen Einfluß ausüben kann.

Fall XXVI. H. P., 18 Jahre alt, Lehrling. Mutter des Patienten hat eine Lues. Befund: 30. III. 1925 S.Wa.R. +++, Liquor Wa.R. +++, Goldsol +++, Pandy ++, Nonne-Appelt +++, Lymphozyten 76. Augenbefund: Strabismus convergens oculi sinistri. Chorioiditis obsoleta peripherica oculi utriusque. Nervenbefund: Anisokorie, träge Lichtreaktion, Strabismus. Sonst ohne Befund. Ohrenbefund: Normal. Vom 3. IV. bis 25. IV. Neosalvarsan 3,15 g, 28. IV. intravenöse Inokulation, 30. IV. bis 15. V. 10 Fieberanfälle, Höchsttemperatur 40,7. 15. V. Kupierung mit Chinin, 16. V. bis 13. VI. Neosalvarsan 2,85 g, S.Wa.R. dauernd positiv. Neuerliche Untersuchung am 11. III. 1926. S.Wa.R. +++, Liquor Wa.R. ++, Goldsol, Pandy, Nonne-Appelt ±, Lymphozyten 3. Während in dem Falle die Reaktionen wesentlich geschwächt wurden, war dies bei dem folgenden Patienten nicht der Fall. Es handelt sich um eine 37 Jahre alte Frau mit positivem Liquor bei kongenitaler Lues. Befunde: Ohrenbefund negativ. Augenbefund: Residuen einer abgelaufenen Keratitis parenchymatosa, Fundi normal. Nasenbefund: Kulissenartige Vorwölbung im Epipharynx mit Verziehung des weichen Gaumens, möglicherweise Narbe nach Gumma. Die Patientin, die unmittelbar nach der Nachbehandlung und vier Monate später neuerlich punktiert wurde, bot mit Ausnahme der Goldsolreaktion unveränderte Befunde. Die Goldsolreaktion, die vorher mittelstarkpositiv war, ergab jetzt ein schwach- bis mittelstarkpositives Resultat.

Ob der Liquor bei längerer Beobachtung vielleicht doch noch weiter abklingt, ist möglich, läßt sich aber nicht beantworten. Eine größere Hartnäckigkeit des positiven Liquors bei kongenitaler Lues dürfte in manchen Fällen bestehen, und da wird man auch von der Malariakur nicht allzuviel erwarten dürfen. Gerstmann betont, daß die juvenile Paralyse durch die Malariakur nicht so günstig beeinflußt wird wie die Paralyse bei akquirierter Lues.

Soweit man aus dem geringen vorliegenden Material schließen darf, scheinen sich die biologischen Reaktionen bei kongenitaler Lues der Malariatherapie gegenüber sehr hartnäckig zu verhalten. Es ist allgemein bekannt, daß sie auch durch die üblichen Behandlungsmethoden, selbst bei sehr intensiver Behandlung, nicht leicht beeinflußbar sind. Auch Scherber führt unter den hartnäckig positiven Fällen, bei denen die positive S.Wa.R. auch durch die Malariatherapie in ihrer Intensität nicht abgeschwächt werden konnte, besonders die Fälle von kongenitaler Lues an.

Die vorliegenden Beobachtungen lassen keinen Schluß auf eine besondere Wirksamkeit der Malariatherapie der kongenitalen Lues zu. Dagegen erweist sich ihre Überlegenheit bei den Fällen, wo klinische Erscheinungen bestehen, besonders bei Keratitis parenchymatosa.

Die Therapie bei Parenchymatosa erweist sich im allgemeinen nach den Erfahrungen der Augenärzte den üblichen antiluetischen Behandlungsverfahren gegenüber ziemlich refraktär. Jedenfalls sieht man keinen besonderen Einfluß der Therapie bei solchen Fällen, weder auf den Prozeß in der Kornea selbst, noch auf die ihn begleitenden Entzündungserscheinungen im Auge. Es besteht kein besonderer Unterschied in der Art des Verlaufes und der Dauer der Krankheit in antiluetisch behandelten und nicht behandelten Fällen.

Bei der Malariatherapie dagegen zeigt sich eine deutliche Beeinflussung des Krankheitsprozesses. Sie wurde bei den Patienten mit Keratitis parenchymatosa prinzipiell in gleicher Weise ausgeführt wie sonst, nur wurde die Vorbehandlung mit Neosalvarsan dann, wenn der Zustand des Auges nach Ansicht der Ophthalmologen eine möglichst baldige Einwirkung durch die Malaria verlangte, von uns vorzeitig unterbrochen und die fehlende Menge von Neosalvarsan bei der Nachbehandlung eingeholt. Die ophthalmologische Beobachtung der Patienten erfolgte auf der I. Augenklinik Prof. Meller.

Herrn Assistenten Dr. Urbanek von der I. Augenklinik Prof. Meller verdanken wir folgende Mitteilung:

„Der Einfluß der Malariatherapie auf die Keratitis parenchymatosa äußert sich in verschiedener Weise, je nach dem, ob der Prozeß erst im Beginn oder bereits voll ausgebildet ist.

Befindet sich die Keratitis parenchymatosa erst im Beginn der Entwicklung, dann gelingt es durch die Malariakur, einen milderen Krankheitsverlauf zu erzielen und die Krankheitsdauer abzukürzen. Die Infiltration der Kornea und die sie begleitenden Entzündungserscheinungen an den anderen Teilen des Auges erreichen nicht die volle Höhe und klingen rascher ab. Die Krankheit wird in ihrer Entwicklung gehemmt, und bevor noch der Höhepunkt, der für gewöhnlich beobachtet wird, erreicht ist, beginnt bereits die Rückbildung. Die Beeinflussung des Krankheitsbildes ist in diesen Fällen so deutlich, daß man an einer Wirkung der Therapie nicht zweifeln kann.

Anders äußert sich der Effekt der Therapie in den Fällen, wo die Keratitis parenchymatosa bereits weiter vorgeschritten ist. Die Infiltration der Kornea wird in ihrer Intensität nicht beeinflußt. Es ist meist keine raschere Resorption des Infiltrates unter der Einwirkung der Malaria zu bemerken, und der Krankheitsverlauf ist in dieser Beziehung allem Anschein nach wenig beeinflußt. Der günstige Einfluß der Therapie äußert sich hier in den Veränderungen, die die begleitenden Entzündungserscheinungen im Auge mitmachen, und in der Linderung der subjektiven Symptome. Das Auge blaßt während der Fieberbehandlung deutlich ab. In vielen Fällen ist es nicht möglich, mit Atropin die Pupillen weit zu bekommen. Im Malariafieberanfall sieht man dann, daß die Pupillen, die auch mit den größten Atropindosen nicht weit gehalten werden konnten, sich leicht maximal erweitern und während der ganzen Dauer der Malariakur weit bleiben. Von den subjektiven Erscheinungen schwindet die Lichtscheu und damit auch der Blepharospasmus.

Nach der Kupierung des Fiebers verhalten sich die Kranken verschieden, bei dem einen Teil von ihnen bleibt der erreichte Erfolg bestehen, die Entzündungserscheinungen treten nicht mehr auf, und man sieht eine etwas raschere Resorption des Infiltrates in der Kornea. Bei dem anderen Teil kommt es nach dem Ablauf der Malaria wieder zu einem neuerlichen Auftreten der Entzündung. Das Auge rötet sich wieder und die Keratitis nimmt ihren normalen Verlauf."

Aus der Beobachtung der bisher mit der kombinierten Neosalvarsan-Malaria-Therapie behandelten Fälle von Keratitis parenchymatosa ergibt sich demnach folgendes Resultat. Im Beginn der Krankheit ist die Malariatherapie imstande, den Verlauf wesentlich zu beeinflussen. Die Aufhellung der infiltrierten Kornea und die Rückbildung der Entzündungserscheinungen im Auge beginnt schon in einem Zeitpunkt, wo die sonst beobachtete Intensität noch nicht erreicht ist. Dadurch wird auch die Dauer der Krankheit abgekürzt. Bei fortgeschrittenen Fällen sieht man nicht immer einen Einfluß auf die Resorption des Infiltrates in der Kornea. Dagegen schwinden in allen Fällen die begleitenden Entzündungserscheinungen, die Lichtscheu und der Blepharospasmus, mindestens auf die Dauer des Fiebers. Der Erfolg kann bestehen bleiben, in manchen Fällen tritt die Entzündung im Auge nach der Kupierung der Malaria neuerlich auf.

Ob die Malariatherapie auch prophylaktisch wirken kann, das heißt verhindert, daß sich am scheinbar gesunden Auge, wenn nicht beide Augen gleichzeitig erkrankt sind, später eine Keratitis etabliert, ist vorderhand nicht zu entscheiden. Neben den Fällen, wo das gesunde Auge nach der Malariakur bisher gesund blieb und nicht erkrankte, wurden auch solche beobachtet, wo es trotz der durchgemachten Malariakur zur Entwicklung einer Keratitis parenchymatosa kam.

Außer den Beobachtungen über die Wirkung der Malariatherapie bei Keratitis parenchymatosa bestehen noch solche bei Ohrenaffektionen auf Grund von kongenitaler Lues. Wir möchten hier aus der Literatur die Krankengeschichte eines Falles erwähnen, über den O. Beck näher berichtet hat.

Es handelt sich um einen 26 Jahre alten Mann, der laut Anamnese im Alter von zwölf Jahren eine Keratitis parenchymatosa, Iritis und Gonitis durchgemacht hat. Seit seinem vierzehnten Lebensjahr bemerkt der Patient eine allmähliche Abnahme des Gehörs. Im Jahre 1921 verschlechtert sich, ohne daß irgendein bestimmter Anlaß vorgelegen wäre, das Gehör plötzlich derartig, daß der Patient innerhalb zwei Wochen vollständig taub wird. Der Pat. ist auf beiden Ohren taub und es ist auf keiner Seite eine kalorische Erregbarkeit vorhanden. Er macht deshalb eine energische kombinierte Mirion-Hg-Neosalvarsan-Kur, ohne daß sich danach der Ohrenbefund geändert hätte. Im Januar folgenden Jahres wird eine Malariakur versucht, das Gehör selbst konnte auch durch diese Behandlung nicht mehr beeinflußt werden. Dagegen ist jetzt auf dem linken Ohr eine kalorische Reaktion auslösbar. Die Malariatherapie war demnach imstande, den Vestibularapparat wieder erregbar zu machen.

Laut mündlicher Mitteilung des Herrn Dozenten O. Beck, dem wir hier dafür danken, aus der Klinik für Ohrenkrankheiten Prof. Neumann zeigen die Fälle von kongenitaler Lues dieser Art, die zu beobachten er bisher Gelegenheit hatte, durchaus das gleiche Verhalten. Die Malariakur scheint das Versagen des Kochlearis nicht beeinflussen und seine Funktionen, wenn auch nur zum Teil, wiederherstellen zu können, dagegen ist diese Therapie imstande, den Vestibularapparat neuerlich wieder funktionstüchtig zu machen. Prinzipiell das gleiche Verhalten zeigen auch die entsprechenden Fälle von akquirierter Lues; auch hier wirkt die Malariakur noch auf den Vestibularis ein, wenn andere Behandlungsmethoden versagt haben. Dagegen bleibt der Kochlearis auch durch die Malariatherapie meist unbeeinflußt.

Wenn wir die Beobachtungen, die aus den bisherigen Versuchen der Malariatherapie bei kongenitaler Lues hervorgingen, zusammenfassen, so kommen wir zu folgendem Ergebnis: Die biologischen Reaktionen, sowohl im Serum als auch im Liquor, verhalten sich der Malariatherapie gegenüber ebenso hartnäckig und schwer beeinflußbar, wie sie dies erfahrungsgemäß auch den übrigen Behandlungsverfahren gegenüber tun. Die Frage, ob die scheinbar ergebnislose Behandlung dennoch die Wirkung hat, daß die betreffenden Patienten vor irgendwelchen Manifestationen der Lues in der Folgezeit bewahrt werden, läßt sich noch nicht beantworten, da sowohl die Zahl der Fälle als auch die Dauer der Beobachtung bis jetzt noch zu gering sind.

Zweifellos steht der günstige Einfluß der Therapie auf die Keratitis parenchymatosa fest. Im Frühstadium der Krankheit wird es durch sie ermöglicht, einen abortiveren Verlauf zu erzielen, es wird die Intensität der einzelnen Symptome wesentlich gemildert und die Krankheitsdauer abgekürzt. Ist die Keratitis parenchymatosa bereits in einem vorgeschrittenen Stadium, übt die Malaria auf die entzündlichen Erscheinungen im Auge einen günstigen Einfluß aus, ohne daß das Infiltrat der Kornea regelmäßig mitbeeinflußt wird. In manchen Fällen kommt es nach der Entfieberung neuerlich zu einer Entzündung. Eine prophylaktische Wirksamkeit der Malariakur für das scheinbar gesunde Auge in den Fällen, wo die Krankheit nur einseitig ist, ist bisher noch nicht sichergestellt.

Bei den Innenohraffektionen auf der Basis von kongenitaler Lues, wo die verlorengegangenen Funktionen des Kochlear- und Vestibularapparates trotz energischer Behandlung nicht mehr wiederhergestellt werden konnten, war es bei Anwendung der Malariatherapie möglich, den Vestibularapparat wieder funktionstüchtig zu gestalten.

Wenn die Erfolge der Malariatherapie bei kongenitaler Lues auch nicht an diejenigen heranreichen, die durch sie zu erzielen wir bei akquirierter Lues gewohnt sind, so kann man trotzdem mit ihnen zufrieden sein, wenn man berücksichtigt, daß die biologischen Reaktionen der kongenitalen Lues in der Mehrzahl der Fälle, die oben besprochenen Manifestationen in der Regel, durch die bisherigen therapeutischen Versuche praktisch nicht zu beeinflussen waren. Wenn die Erfolge demnach verhältnismäßig auch nur geringe sind, so beweisen sie trotzdem, daß der Malariatherapie eine besondere Wirksamkeit innewohnt, durch die sie den übrigen Behandlungsverfahren überlegen ist.

X. Mesaortitis luetica

Die Fälle mit Mesaortitis, welche einer Malariakur unterzogen wurden, standen während des Fiebers in Beobachtung der Abteilung Prof. Jagić. Über das beobachtete Material — fast ausschließlich Patienten der Klinik Finger — liegen bisher eine Arbeit von Jagić und Spengler in der Wiener klinischen Wochenschrift und eine Diskussionsbemerkung von Jagić zum Referate von Wagner-Jauregg am Kongreß der Deutschen Gesellschaft für innere Medizin 1926 vor.

Im Einvernehmen mit Prof. Jagić soll im folgenden über die bisherigen Erfahrungen kurz berichtet werden.

Es wurden für die Malariatherapie nur Fälle ohne Insuffizienz der Klappen ausgewählt. Die Patienten machten an der Klinik Finger eine Neosalvarsanvorbehandlung im Ausmaße von etwa 3,0 g mit und wurden dann intravenös oder subkutan mit Malaria inokuliert. Die subkutane Impfmethode ist bei diesen Patienten vorzuziehen, weil das Fieber nach dieser Inokulationsart weniger stürmisch einsetzt und bei bedrohlichen Zuständen auch leichter kupierbar ist. Die Patienten fieberten durchschnittlich achtmal und erhielten zwecks Abschlusses der Malaria Chininum muriaticum 0,25 g bis 0,5 g intern bis zur Gesamtmenge von 10,0 g. Die Salvarsannachbehandlung wurde an der Klinik mit Neosalvarsan 0,15 g begonnen, mit Neosalvarsan 0,3 g fortgesetzt und bis zur Gesamtdosierung von etwa 3,0 g durchgeführt.

Während des Fiebers waren von seiten des Herzens keine bedrohlichen Erscheinungen aufgetreten. Nur in einem Falle trat eine Verstärkung der anginösen Beschwerden während des Fiebers auf, die bei einem anderen Patienten so heftig waren, daß sie zur Unterbrechung der Kur nach dem sechsten Anfalle Veranlassung gaben.

In der Hälfte der Fälle konnte ein deutlicher Rückgang der anginösen Beschwerden festgestellt werden.

Ergänzend zu den bisherigen Berichten teilt uns Spengler mit, daß die Abteilung Jagić über 31 Fälle verfügt, die über ein Jahr in Beobachtung stehen, und über 22 Fälle, die erst im Jahre 1926 mit Malaria geimpft wurden.

Eine subjektive Besserung in der Form, daß früher bestandene kardiale Beschwerden sich besserten oder dauernd geschwunden sind, konnten Jagić und Spengler in einer Reihe von Fällen nachweisen.

Von objektiven Veränderungen nach der Malariakur führt Spengler an: Einen Fall, bei dem ein früher bestandenes systolisches Geräusch dauernd geschwunden ist, also ein objektives Zeichen einer Besserung, einen Fall, bei dem nach der Malariabehandlung zu einem schon früher bestandenen systolischen Geräusch an der Aorta ein diastolisches dazugekommen ist, als Zeichen einer Ausbildung einer Insuffizienz der Aortenklappen, also eine Verschlechterung des objektiven Herzbefundes.

Unter den beobachteten Fällen hatte die Abteilung Prof. Jagić einen Exitus bei einer 59jährigen Frau, bei der die bestehende Aortitis mit einer hochgradigen Arteriosklerose der Aorta und der Koronargefäße und mit myomalazischen Herden kombiniert war, die sich dem klinischen Nachweis entzogen haben. Trotz energischer Herzbehandlung starb die Patientin an einer kardialen Insuffizienz.

Bei der Auswahl der Fälle muß man, auch wenn keine Zeichen einer Arteriosklerose nachweisbar sind, sehr vorsichtig sein.

Jagić und Spengler meinen, daß erst eine längere Beobachtungszeit ergeben wird, inwieweit durch die Malariakur der Aortenprozeß beeinflußt werden kann.

Die S.Wa.R. wird bei Mesaortitis durch die Malaria-Salvarsan-Behandlung wenig oder gar nicht beeinflußt.

Aus dieser Darstellung ist zu entnehmen, daß eine unkomplizierte Mesaortitis keine strikte Kontraindikation für die Durchführung einer Malariabehandlung darstellt, besonders bei Fällen, wo eine solche Therapie aus verschiedenen Gründen (z. B. wegen positiven Liquors) erwünscht ist.

XI. Zusammenfassung

Der Übersicht halber wurde es im vorhergehenden versucht, den Einfluß der Malariatherapie auf den Verlauf der Lues getrennt nach den verschiedenen biologischen Reaktionen der Krankheit und nach ihren jeweiligen Stadien festzustellen.

Damit scheint eine Basis gewonnen zu sein, auf Grund welcher es möglich ist, ein einheitliches Bild der Malariatherapie der Lues bei ihren verschiedenen Formen zu gewinnen. Die Beobachtungen haben nur einen vorläufigen Wert, da es, wie bereits bemerkt, bei der relativ kurzen Beobachtungszeit von etwa vier Jahren unmöglich ist, ein definitives Urteil über eine Syphilistherapie fällen zu können.

Es sei nochmals betont, daß für die Besprechung des vorliegenden Themas nur jene Fälle herangezogen und berücksichtigt wurden, bei denen die Behandlung eine vollständige war. Darunter verstehen wir etwa 6 g Neosalvarsan und eine genügende Zahl und Stärke der Fieberanfälle. Wenn bei der Therapie einer der beiden Faktoren, sei es die Neosalvarsanbehandlung oder sei es das Fieber, verkürzt wird, ist ein Erfolg seltener zu erwarten. Es kann ja trotzdem gelingen, schöne Erfolge zu erzielen, aber die Mißerfolge, besonders auch die Rezidive, nehmen in bedeutendem Maße zu.

Über die Gefahren und eventuellen Komplikationen der Impfmalaria wurde bereits ausführlich berichtet. Es sei nur nochmals daran erinnert, daß die Malaria besonders große Anforderungen an das Herz stellt. Dieses muß daher in einem solchen Zustande sein, daß man ihm die Therapie ohne weiteres zumuten kann. Wesentlich herabgedrückt wird das Gefahrenmoment dadurch, daß die experimentelle Malaria mit Chinin jeden Augenblick kupiert werden kann.

Wenn wir nun zusammenfassen, was durch die Therapie erreicht wurde, so kommen wir zu folgendem Resultat.

Bei der Frühlues, worunter wir die Fälle von Syphilis verstehen, bei denen die Infektion höchstens zwei Jahre alt ist, ist die Malariakur imstande, die S.Wa.R. in der Überzahl der Fälle, das heißt in 99,1 %, negativ zu machen und so zu erhalten. Der Liquor wird in allen Fällen negativ, wenn er vor der Kur positiv war, und nur in einem verschwindend kleinen Prozentsatz kann ein Liquor, wenn er vor der Kur negativ war, trotz richtig durchgeführter Behandlung, positiv werden. Während rein serologische Rezidive nach den bisherigen Erfahrungen zu den größten Seltenheiten gehören, ist die Zahl der klinischen Rezidive etwas größer, aber immer noch gering im Vergleich zur Größe des behandelten Krankenmaterials.

Bei der Spätlues sind die Erfolge nicht mehr im gleichen Verhältnisse zu erreichen. Die Seroreaktionen können auch trotz der Malariakur unbeeinflußt bleiben und dies um so eher, je älter die Lues ist. Die mit der Malariakur erzielten Erfolge sind aber größer als die durch andere Behandlungsmethoden erreichten. Bei der Spätlues gelang es mit Hilfe der Malariatherapie, in 61 % der Fälle die S.Wa.R. auf negativ zu bringen und in weiteren 27,1 % die Reaktion abzuschwächen. Serorezidive wurden hier von uns bisher nicht beobachtet.

Der positive Liquor bei der älteren Lues läßt sich durch die Malariatherapie im allgemeinen gut beeinflussen. In der größeren Hälfte der Fälle, das heißt in 55,7 %, wurde der vorher positive Liquor nach der Therapie negativ und in weiteren 43 % war der Einfluß der Therapie aus der Abschwächung aller oder einzelner Reaktionen zu ersehen.

Bei graviden Frauen, welche die Malariakur bei sorgfältiger Auswahl der Fälle und entsprechender ärztlicher Aufsicht ohne jede Gefahr mitmachen können, gelingt es meistens ohne Rücksicht auf das Alter der Gravidität und der Krankheit, lebende Kinder zu erzielen. Die Aussichten auf ein gesundes Kind sind größer, wenn die Behandlung schon im Beginne der Schwangerschaft eingeleitet werden kann. Frauen, die erst nach der Malariabehandlung schwanger wurden, können gesunde Kinder bekommen, auch dann, wenn sie während der Gravidität nicht mehr behandelt wurden.

Die S.Wa.R. und der positive Liquor bei kongenitaler Lues sind schwerer zu beeinflussen als bei der akquirierten. Eine größere Hartnäckigkeit zeigt hier besonders die S.Wa.R., die in einem großen Prozentsatz überhaupt unbeeinflußbar bleibt. Bei der kongenitalen Lues äußert sich die Überlegenheit der Malariatherapie in den Fällen, wo klinische Erscheinungen vorliegen, die durch die anderen antiluetischen Behandlungsverfahren kaum, meist gar nicht beeinflußt werden können. Es sind dies besonders die Fälle von Keratitis parenchymatosa, wo je nach dem Stadium der Krankheit verschiedene Wirkungen der Malariatherapie zu bemerken sind. Bei frischen Fällen nimmt die Keratitis parenchymatosa unter der Einwirkung der Fiebertherapie einen abortiven Verlauf, in vorgeschrittenen Stadien wurden vornehmlich die entzündlichen Erscheinungen im Auge beeinflußt, in manchen Fällen nur auf die Dauer der Malaria, in anderen Fällen aber ständig.

Außerdem scheint die Malariatherapie auch die Innenohraffektionen, die durch die kongenitale Syphilis bedingt sind, wirksamer zu beeinflussen als andere Behandlungsverfahren.

Der Einfluß der Malariatherapie auf die Mesaortitis luetica ist heute noch nicht klar zu ersehen. Neben objektiven und subjektiven Besserungen war in einigen Fällen ein Fortschreiten des Krankheitsprozesses konstatierbar.

Die Erfolge, die mit der Malariabehandlung bei der Frühlues erzielt werden konnten, sind nach dem Ausgeführten weitaus größer als diejenigen, die mit dieser Therapie bei der Spätlues erzielt werden können.

Die Zahl der Rezidive ist relativ gering, besonders soweit es sich um den Liquor handelt.

Behandelt man deshalb schon die Frühlues mit der Malariatherapie, so muß man dabei doch bedenken, daß dem Vorteil, hier regelmäßiger Erfolge erzielen zu können als bei der älteren Lues, auch gewisse Nachteile gegenüberstehen. Diese sind einerseits die sicher sehr geringe Möglichkeit eines Rezidivs in den Meningen, anderseits die Gefahr einer Reinfektion.

Wie bereits ausgeführt wurde, hinterläßt die Impfmalaria in den meisten Fällen eine relative, oft auch eine absolute Immunität. Wenn die Therapie einmal angewendet wurde, so muß man damit rechnen, daß ein zweites Mal die Malariabehandlung, jedenfalls in demselben Ausmaße, nicht mehr gelingt.

Die bisherigen Erfahrungen haben gelehrt, daß die Malariatherapie in den meisten Fällen eine prophylaktische Wirksamkeit gegen einen aktiven Prozeß in den Meningen entfalten dürfte. Es kommen aber immerhin Frühfälle vor, wo der vorher negative Liquor nachträglich positiv wird. In solchen Fällen begibt man sich dann des wirksamsten Mittels, den Liquor zu sanieren. Ebenso ist dies dort der Fall, wo es nach der Malariakur zu einer Reinfektion kommt. Die Wahrscheinlichkeit einer solchen ist bei der Frühlues größer als bei der spätlatenten Syphilis, da es sich meist um jüngere Kranke handelt, die in einem Alter stehen, wo die Akquirierung einer Lues am häufigsten ist. Auch hier kann sich bei der zweiten Infektion ein positiver Liquor entwickeln, gegen den nun keine geeignete Malariatherapie mehr zur Verfügung steht.

Wenn es sich um eine möglichst rasche Erzielung eines Effektes in den Fällen von frischer Lues handelt, z. B. bei einer Gravidität oder zur Erteilung eines Heiratskonsenses, wird die Malariatherapie zweifellos indiziert sein.

Bei der kongenitalen Lues stellen diejenigen Fälle ein Indikationsgebiet für die Malariabehandlung vor, bei denen eine Keratitis parenchymatosa oder eine Laesio auris interna besteht. Ebenso kann man

es versuchen, einen positiven Liquor durch diese Behandlung zu beeinflussen. Bei den Fällen, wo nur eine positive Anamnese der Eltern
und eine positive S.Wa.R. beim Patienten vorliegt, ist die Wertung
der Seroreaktion von dem übrigen Zustande des Patienten, dem Alter
usw. abhängig. Damit wird auch die Indikation für die Malariabehandlung
hier individuell gestellt werden müssen. Wenn man sich aber zur Einleitung dieser Therapie entschließt, muß man damit rechnen, daß ein
sicherer Erfolg in dem Sinne, daß die S.Wa.R. jetzt negativ wird, nicht
eintreten muß.

Die Behandlung der Lues nervosa mit Impfmalaria gehört in das
Erfahrungsgebiet der Neurologen und kann hier nicht weiter ausgeführt
werden.

Literaturverzeichnis

Bachmann: Spontane Ruptur der Milz bei Impfmalaria. Münch. med. Wochenschr., Nr. 13. 1926.
Barzilai-Vivaldi und Kauders: Die Impfmalaria experimentell durch Anophelen nicht übertragbar. Wien. klin. Wochenschr., Nr. 41. 1924.
Beck, O.: Labyrintherkrankung bei kongenitaler Lues und Malariabehandlung. Monatsschr. f. Ohrenheilk. u. Laryngo-Rhinol., Bd. 58. 1924.
v. Berde: Therapeutische Versuche mit Impfmalaria bei Syphilis. Dermatol. Wochenschr., Nr. 39. 1926.
Bergel: Die Syphilis im Lichte neuer experimentell-biologischer und immuntherapeutischer Untersuchungen. Monographie. Jena: G. Fischer. 1925.
Bering: Die Malariabehandlung im Frühstadium der Syphilis des Zentralnervensystems. Münch. med. Wochenschr., Nr. 18. 1925.
— Die Impfmalaria zur Behandlung der Tabes. Münch. med. Wochenschr., Nr. 35. 1925.
— Behandlung der Tabes mit Malaria. Dtsch. med. Wochenschr., Nr. 38. 1926.
— Indikation zur Malariabehandlung der Frühlues. Münch. med. Wochenschr., Nr. 48. 1926.
Biach: Die Tuberkulinbehandlung der Frühlues. Wien. klin. Wochenschr., Nr. 49. 1915.
Boas und Gammeltoft: Über die Behandlung der Syphilis während der Schwangerschaft mit besonderer Berücksichtigung des späteren Schicksales der Kinder. Gebärabt. A., Rigshospital Kopenhagen. Bibl. f. laeger Jg. 114. Zitiert i. Zentralbl. f. Haut- u. Geschlechtskrankh., Bd. 6. 1923.
Dattner: Probleme und Ergebnisse der Paralysebehandlung. Klin. Wochenschr., Nr. 5. 1924.
— Über die Bedeutung des Salvarsans als Abschluß der Malariabehandlung der progressiven Paralyse. Klin. Wochenschr., Nr. 37. 1925.
— und Kauders: Klinische und experimentelle Studien zur therapeutischen Impfmalaria. Jahrb. f. Psychiatrie u. Neurol., Bd. 43, Sonderabdruck, 2. Aufl. Wien: F. Deuticke. 1927.
Doerr und Kirschner: Zur Malariabehandlung der progressiven Paralyse. Zeitschr. f. Hyg. u. Infektionskrankh., Bd. 92. 1921.
Dreyfus: Die Beschaffenheit des Liquor cerebrospinalis — das entscheidende Moment für Prognose und Therapie in den einzelnen Stadien der Syphilis des Nervensystems. Münch. med. Wochenschr., Nr. 48. 1920.
— Isolierte Pupillenstörung und Liquor cerebrospinalis. Monographie. Jena: G. Fischer. 1921.
Finger: Die Behandlung der Syphilis mit Ehrlichs Arsenobenzol. Wien. klin. Wochenschr., Nr. 47 u. 51. 1910.
— Bemerkungen zur Ehrlich-Debatte. Wien. klin. Wochenschr., Nr. 2. 1911.

Finger: Bedenkliche Nebenerscheinungen bei mit Salvarsan behandelten Patienten. Berlin. klin. Wochenschr., Nr. 18. 1911.
— Die Nebenwirkungen des Salvarsans. Wien. klin. Wochenschr., Nr. 42. 1911.
— Noch einmal die Frage der Neurorezidive. Wien. med. Wochenschr., Nr. 1. 1912.
— Quecksilber und Salvarsan. Wien. klin. Wochenschr., Nr. 15. 1913.
— Wandlungen im Krankheitsbild und in der Behandlung der Syphilis. Wien. klin. Wochenschr., Nr. 1. 1925.
— Prinzipielles zur Syphilisbehandlung. Wien. klin. Wochenschr., Nr. 38. 1926.
— Unspezifische Therapie der sekundären und tertiären Syphilis. Wien. med. Wochenschr., Nr. 1. 1926.
— und Kyrle: Syphilis und Liquor. Arch. f. Dermatol. u. Syphilis, Bd. 138. 1922.
— — Beitrag in „Umfrage über die Behandlung der Syphilis". Med. Klinik, Nr. 9. 1926.
Fröhlich: Neue Wege in der Syphilistherapie. Pharmakolog. Untersuchungen mit einer neuartigen Jodverbindung. Wien. klin. Wochenschr., Nr. 10. 1921.
Gennerich: Der weitere Verlauf der Salvarsanbehandlung im kaiserl. Marinelazarett Kiel-Wik. Berlin. klin. Wochenschr., Nr. 40. 1911.
— Beitrag zur Ätiologie der Neurorezidive und zur Salvarsanbehandlung. Berlin. klin. Wochenschr., Nr. 25. 1912.
— Die Behandlung der Geschlechtskrankheiten. Münch. med. Wochenschr., Nr. 36. 1912.
— Die Syphilis des Zentralnervensystems. Monographie. Berlin: J. Springer. 1921.
Gerstmann: Die Malariabehandlung der progressiven Paralyse. Monographie (ausführliche Literaturzusammenstellung). Wien: J. Springer. 1925.
Hoff und Silberstein: Experimentelle Untersuchungen über den Wirkungsmechanismus der Malariatherapie. Zeitschr. f. d. ges. exp. Med., Bd. 48. 1925.
Hoffmann, E.: Über die Aussichten der Frühheilung der Syphilis mittels kombinierter Chemotherapie nebst Bemerkungen zur Malariabehandlung. Dermatol. Zeitschr., Bd. 45. 1925.
Horn: Serologische Beiträge zur Malariabehandlung der Paralyse. Jahrb. f. Psychiatrie u. Neurol., Bd. 43. 1924.
— Liquorbefunde bei Malariabehandlung der Paralyse. Jahrb. f. Psychiatrie u. Neurol., Bd. 44. 1925.
— und Kauders: Neue Erfahrungen zur Frage der Malariablutkonservierung. Wien. klin. Wochenschr., Nr. 44. 1924.
Jagić: Diskussionsbemerkung zum Vortrage von Wagner-Jauregg. Verhandlg. d. Dtsch. Ges. f. innere Med. 38. Kongreß zu Wiesbaden. München: J. F. Bergmann. 1926.
— und Spengler: Mesaortitis luetica und Malariakur. Wien. klin. Wochenschr., Nr. 31. 1925.
Kauders: Über die Wirkung kleiner Chinindosen auf die therapeutische Impfmalaria. Zeitschr. f. d. ges. exp. Med., Bd. 44. 1925.
— Zur Technik der Wagner-Jaureggschen Malariatherapie in der Praxis. Über Malariablutkonservierung. Seuchenbekämpfung, H. I. 1926.

Kirschbaum: Über die Malaria- und Rekurrensfieberbehandlung bei progressiver Paralyse. Zeitschr. f. d. ges. Psychiatrie u. Neurol., Bd. 75. 1922.

Kirschner: Über die Malariaimpfung bei Dementia paralytica und die Häufigkeit dieser Erkrankung in Niederländisch-Ost-Indien. Geneesk. tijdschr. v. Ned. Ind., Bd. 63. 1923. Ref. Zentralbl. f. Haut- u. Geschlechtskrankh., Bd. 11. 1923.

— und v. Loon: Zur Malariabehandlung der progressiven Paralyse in den Tropen. Klin. Wochenschr., Nr. 44. 1924.

Klaften: Über die antisyphilitische Behandlung der Graviden und die Präventivkur der Neugeborenen. Arch. f. Gynäkol., Bd. 128. 1926.

— und Kalmann: Studien über Syphilis und Schwangerschaft. Zeitschr. f. Geburtsh. u. Gynäkol., Bd. 61. 1920.

Kyrle: Fieber, ein wesentlicher Heilfaktor in der Syphilistherapie. Wien. klin. Wochenschr., Nr. 23. 1917.

— Latente Lues und Liquorveränderungen. Wien. klin. Wochenschr., Nr. 14. 1920.

— Welchen Wert hat die Liquorkontrolle bei Syphilis und wann soll sie durchgeführt werden? Wien. med. Wochenschr., Nr. 42. 1920.

— Über Lumbalpunktion. Wien. klin. Wochenschr., Nr. 15. 1921.

— Malariabehandlung frischer Syphilis. Arch. f. Dermatol. u. Syphilis, Bd. 145. 1921.

— Die Bedeutung des unspezifischen Heilfaktors in der Syphilistherapie. Dermatol. Zeitschr., Bd. 35. 1922.

— Bemerkungen zur Arbeit von H. Gärtner: Erfahrungen über Mirion. Dermatol. Wochenschr., Nr. I. 1922.

— Malariabehandlung der Syphilis. Wien. klin. Wochenschr., Nr. 43. 1924.

— Über den dermaligen Stand der Lehre von der Pathologie und Therapie der Syphilis. Lehrbuch, 3. Aufl. Wien: Fr. Deuticke. 1924.

— Neurorezidive und Frühlues des Gehirnes. Handbuch d. Salvarsantherapie. Berlin: J. Springer. 1925.

— Brandt und Mras: Über die Goldsolreaktion im Liquor Syphilitischer, ihre klinische Brauchbarkeit und Bedeutung. Wien. klin. Wochenschr., Nr. 1. 1920.

— — — Weiterer Beitrag zur Frage der Goldsolreaktion im Liquor Sekundärsyphilitischer. Wien. klin. Wochenschr., Nr. 34. 1920

— — — Latente Lues und Liquorveränderungen. Arch. f. Dermatol. u. Syphilis, Bd. 134. 1921.

— und Planner: Klinische Erfahrungen mit dem Benköschen Jodpräparat. Wien. klin. Wochenschr., Nr. 10. 1921.

Luithlen: Zur Kenntnis der Einwirkung fieberhafter Temperatur auf den Verlauf der Syphilis. Wien. klin. Wochenschr., Nr. 52. 1915.

Mattauschek: Echte Neurorezidive und deren Beziehungen zur „Metalues". Wien. klin. Wochenschr., Nr. 40. 1924.

Meissner: Die Wirkung der Impfmalaria auf den Liquor cerebrospinalis der Lueskranken. Dermatol. Zeitschr., Bd. 46. 1926.

Mras: Über den Verlauf der Impfmalaria. Wien. klin. Wochenschr., Nr. 4. 1926.

— Liquordiagnostik bei Syphilis. Wien. klin. Wochenschr., Nr. 33. 1926.

Mucha: Zur Malariabehandlung der Syphilis. Wien. med. Wochenschr., Nr. 80. 1926.

Mühlens: Die Behandlung der natürlichen Malariainfektion mit Plasmochin. Die Naturwissenschaften, H. 48/49. 1926.

— und Kirschbaum: Weitere parasitologische Beobachtungen bei künstlichen Malariainfektionen von Paralytikern. Arch. f. Schiffs- u. Tropenhyg., Bd. 28. 1924.

— Weygandt und Kirschbaum: Die Behandlung der Paralyse mit Malaria- und Rekurrensfieber. Münch. med. Wochenschr., Nr. 29. 1920.

Müller, R.: Über den Wirkungsmechanismus der parenteralen Proteinkörpertherapie bei lokalen Entzündungsherden mit besonderer Berücksichtigung der v. Wagnerschen Paralysebehandlung. Jahrb. f. Psychiatrie u. Neurol., Bd. 37. 1917.

— Ballungsreaktion mit luetischen Seris. Arch. f. Dermatol. u. Syphilis, Bd. 151. 1926.

Neugarten: Lues und Gravidität. Berichte ü. d. ges. Gyn. u. Geb. sowie d. Grenzgeb. (Sammelreferat), Bd. 4. 1924.

Neumann, J.: Syphilis. In Nothnagel, spezielle Pathologie und Therapie, Bd. 23. 1896.

Pilcz: Tabes- und Paralysefrage. Wien. med. Wochenschr., Nr. 48, 50, 51. 1925.

Pötzl: Über die Bedeutung der Liquorveränderungen im Verlaufe der Wagner-Jaureggschen Behandlung der progressiven Paralyse mit Impfmalaria. Med. Klinik, Nr. 46. 1923.

Reese und Peter: Die Einwirkung der Malaria tertiana auf die progressive Paralyse. Med. Klinik, Nr. 12. 1924.

Sachs, H., Klopstock, A. und Weil, J.: Die Entstehung der syphilitischen Blutveränderungen. Dtsch. med. Wochenschr., Nr. 15. 1925.

Scherber: Über die Wirkung intramuskulärer Milchinjektionen auf die latente und manifeste Syphilis und Mitteilung der Erfahrungen mit der Fiebertherapie im allgemeinen. Wien. med. Wochenschr., Nr. 27. 1917.

— Die Blut- und Liquordiagnostik der Syphilis sowie die spezifische und unspezifische Therapie dieser Erkrankung. Med. Klinik, Nr. 42/43. 1923.

— Die Malariabehandlung der Syphilis. Wien. med. Wochenschr., Nr. 48/49. 1925.

— Die Wirkung der spezifischen Therapie und der Malaria an sich und der Kombination beider auf die Syphilis, die Beziehungen zwischen der Syphilis und anderen fieberhaften Erkrankungen wie die Wertung der bei der Malariatherapie zu beobachtenden Rezidive. Wien. klin. Wochenschr., Nr. 46. 1926.

— und Albrecht: Die Wirkung der Malaria in Verbindung mit spezifischer Behandlung auf die syphilitischen Erkrankungen des Zentralnervensystems und der Gehirnnerven, wie die Beeinflussung der liquorpositiven, von Nervensymptomen freien Fälle durch die Therapie im präventiven Sinne. Med. Klinik, Nr. 37/38. 1924.

Schilling, Jossmann, Hoffmann, Rubitschung und v. d. Spek: Biologisch-klinische Blutstudien über allgemeine Infektionsfragen an der Impfmalaria der Paralytiker, besonders über ihre unspezifische Wirksamkeit. Zeitschr. f. klin. Med., H. 6. 1924.

Schuhmacher, J.: Die unspezifische Reiztherapie, zur Wassermann-Reaktion und zur Therapie der Lues mit lebenden (Malaria) und toten Lipoideiweißverbindungen. Dermatol. Zeitschr., Bd. 47. 1926.

Sioli: Prüfung des Plasmochins bei der Impfmalaria der Paralytiker. Die Naturwissenschaften, H. 48/49. 1926.

Wagner-Jauregg: Über die Einwirkung fieberhafter Erkrankungen auf Psychosen. Jahrb. f. Psychiatrie u. Neurol., Bd. 7. 1887.
— Psychiatrische Heilbestrebungen. Wien. med. Wochenschr., Nr. 9. 1895.
— Über die Behandlung der progressiven Paralyse. Wien. med. Wochenschr., Nr. 37. 1909.
— Über die Behandlung der progressiven Paralyse mit Bakterientoxinen. Wien. klin. Wochenschr., Nr. 1. 1912.
— Behandlung der progressiven Paralyse mit Staphylokokkenvakzine. Wien. med. Wochenschr., Nr. 39. 1913.
— Die Tuberkulin-Quecksilber-Behandlung der progressiven Paralyse. Therapeut. Monatsschr., Bd. 28. 1914.
— Die Einwirkung der Malaria auf die progressive Paralyse. Psychiatr.-neurol. Wochenschr., Bd. 20. 1918/19.
— Die Behandlung der progressiven Paralyse und Tabes. Wien. med. Wochenschr., Nr. 25 u. 27. 1921.
— Vakzinetherapie bei Nervenkrankheiten. Wien. med. Wochenschr., Nr. 1 u. 3. 1922.
— Die moderne Therapie der Neurolues. Verhandlg. d. Dtsch. Ges. f. inn. Med. 38. Kongreß zu Wiesbaden. München: J. F. Bergmann. 1926.
Warstadt: Die Malariabehandlung der progressiven Paralyse. Monographie. Halle: C. Marhold. 1926.
Weil, E. und Braun: Über das Wesen der luetischen Erkrankung auf Grund der neueren Forschungen. Wien. klin. Wochenschr., Nr. 21. 1909.
Weygandt: Der heutige Stand der Behandlung der Metalues. Zeitschr. f. d. ges. Neurol. u. Psychiatrie, Bd. 96. 1925.
Zurhelle und Krechel: Liquorkontrolle maximaler Frühbehandlung mit Vergleichsuntersuchungen bei unbehandelter oder ungenügend behandelter Syphilis; Liquorbeeinflussung durch Malariabehandlung. Dermatol. Zeitschr., Bd. 49. 1927.

Die Malariabehandlung der progressiven Paralyse. Unspezifische Therapie der Metalues des Zentralnervensystems mittels künstlicher Erzeugung einer akuten Infektionskrankheit. Von Privatdozent Dr. Josef **Gerstmann,** Assistent der Universitätsklinik für Psychiatrie und Nervenkrankheiten in Wien. Mit einem Vorwort von Professor Dr. Julius **W a g n e r - J a u r e g g,** Vorstand der Universitätsklinik für Psychiatrie und Nervenkrankheiten in Wien. Mit 16 Textabbildungen. 229 Seiten. 1925.   RM 12.—; gebunden RM 13.20

Aus den zahlreichen Besprechungen:

. . . Das Buch beginnt mit einem Überblick der bisherigen unspezifischen Behandlungsmethoden der Paralyse, indem vor allem die zielbewußte Forschungsarbeit von Wagner-Jauregg gebührend berücksichtigt wird. Danach wird alles Wissenswerte über die Malariaimpfbehandlung mitgeteilt: Die Indikationsstellung zur Malariabehandlung, die Wahl des Impfmaterials und die dabei zu beobachtenden Vorsichtsmaßregeln, die Impftechnik, die Konservierung des Impfstoffes, Symptomatologie und Verlauf der Impfmalaria, die Unterbrechung der Malaria durch Chinin, die Sonderstellung der Impfmalaria gegenüber der natürlich erworbenen Malaria, die Übertragungsversuche durch Anophelen, die Frage der Immunität und Reinfektion. Hierauf folgen Abschnitte über die klinischen Ergebnisse, die in Wien und an zahlreichen anderen Kliniken des In- und Auslandes bisher gewonnen worden sind. Weiterhin wird der Einfluß des Malariafiebers auf Serum und Liquor besprochen und eine Reihe von histologischen Hirnbefunden bei interkurrent verstorbenen Paralysefällen zum Teil mit Abbildungen mitgeteilt. Ein weiterer Abschnitt handelt über die interessante Beobachtung, daß unter dem Einflusse der Impfmalaria die Paralyse atypische Symptombilder, insbesondere paranoide und halluzinatorische Psychosen, darbieten kann. Erörterungen über die Frage des wirksamen Prinzips der Malaria schließen sich an. Die interessanten Versuche Kyrles, durch Malariabehandlung im Stadium der Frühsyphilis eine Paralyseprophylaxe zu erreichen, beschließen den eigentlichen Malariateil des Buches. In einem eigenen Abschnitt wird dann die von Plaut und Steiner geschaffene Recurrenstherapie der Paralyse und Tabes abgehandelt. Den Abschluß des Buches bilden Ausführungen über den Unterschied zwischen den spontan und nach der Infektionstherapie eintretenden Remissionen bei der Paralyse . . . Das Gerstmannsche Buch bringt dem Arzt, der sich mit den neuen Methoden der Infektionsbehandlung der Paralyse befassen will, alles Wissenswerte in theoretischer und praktischer Beziehung und gibt ihm daher einen Führer in die Hand, wie er ihn sich nicht besser wünschen könnte.   Zentralblatt für die gesamte Neurologie und Psychiatrie

Abhandlungen aus dem Gesamtgebiet der Medizin

Unter ständiger Mitwirkung des Lehrkörpers der Wiener medizinischen Fakultät herausgegeben von der Schriftleitung der „Wiener klinischen Wochenschrift"

Die Bezieher der „Wiener klinischen Wochenschrift" sind berechtigt, die „Abhandlungen aus dem Gesamtgebiet der Medizin" zu einem um 10% ermäßigten Vorzugspreis zu beziehen.

Der Kraftwechsel des Kindes. Voraussetzung, Beurteilung und Ermittlung in der Praxis. Von Dr. **Egon Helmreich,** Assistent an der Universitäts-Kinderklinik in Wien. Mit einem Vorwort von Professor C. P i r q u e t. Mit 21 Abbildungen und 18 Tabellen im Text. 119 Seiten. 1927.   RM 6.90

Herzhinterwand und die ösophageale Auskultation. Von Privatdozent Dr. **S. Bondi,** Wien. Mit 32 Textabbildungen. 120 Seiten. 1927.
RM 8.40

Therapie der organischen Nervenkrankheiten. Von Privatdozent Dr. **Max Schacherl,** Vorstand der Neuroluesstation am Kaiser-Franz-Joseph-Spital in Wien. 145 Seiten. 1927.   RM 6.90

Schrumpfniere und Hochdruck. Von Dr. **A. Sachs,** Assistent der I. Medizinischen Abteilung des Allgemeinen Krankenhauses in Wien (Vorstand Professor Dr. J. Pal). 59 Seiten. 1927.   RM 3.60

Die Unfruchtbarkeit der Frau. Bedeutung der Eileiterdurchblasung für die Erkennung der Ursachen, die Voraussage und die Behandlung. Von Dr. **Erwin Graff,** a. o. Professor für Geburtshilfe und Gynäkologie an der Universität Wien. Mit 2 Abbildungen im Text. 100 Seiten. 1926.   RM 6.90

Fortsetzung siehe nachstehend